SCHLAF

GRUNDRISS

VERTIEFUNGEN

ANHANG

ANFÄNGE DER SCHLAFFORSCHUNG

Bereits im 19. Jahrhundert gab es Versuche, den Schlafvorgang wissenschaftlich zu untersuchen. Beispielsweise stellte der Physiologe Ernst Kohlschütter fest, dass sich die Schlaftiefe im Laufe der Nacht ändert und gegen Morgen abnimmt. Zur Untersuchung wurden im Laufe der Nacht Weckreize angewendet. Noch im Jahre 1930 veröffentlichten die Deutschen G. Endres und M. von Frey eine Arbeit über Schlaftiefe und Schlafmenge; sie berührten die Stirn von Schlafenden mit Reizhaaren und Stachelborsten um die Wahrnehmung von Druck und Schmerz zu untersuchen. Aus den so ermittelten Reaktionen ergab sich wiederum das typische Bild: Zu Beginn der Nacht war der Schlaf tief, gegen Ende dagegen oberflächlich.

Eine neue Ära der Schlafuntersuchungen wurde mit der ersten Anwendung der Hirnstromkurven (EEG) eröffnet. Pionierarbeit leistete dabei Hans Berger, der Vorsteher der Neurologischen Abteilung des Landeskrankenhauses Jena. Nach Beendigung seiner klinischen Aufgaben ging Berger am Abend seinen wissenschaftlichen Interessen nach. Mittels eines Galvanometers leitete er elektrische Hirnströme von der Schädeloberfläche ab. Zur Ableitung verwendete er Silberblechplättchen, die er auf die Kopfhaut aufklebte. Er konnte nachweisen, dass bei entspannten und wachen Versuchspersonen regelmäßige Wellen von ungefähr 10 Schwingungen pro Sekunde auftraten. Diese werden heute als Alpha-Rhythmus oder Berger-Rhythmus bezeichnet. Die bahnbrechenden Untersuchungen von Berger eröffneten die Möglichkeit, auch Hirnstromwellen im Schlaf zu untersuchen. Der amerikanische Wissenschaftler Alfred Loomis und Mitarbeitende versuchten bereits in den 30er Jahren des 20. Jahrhunderts die Hirnstromkurven im Schlaf in einzelne Stadien zu unterteilen. Die-

1930er-Jahre

ses Loomis-System wurde längere Zeit beibehalten. Erst nach der Entdeckung des REM-Schlafs kam es zu einer Neuklassifizierung der Schlafstadien. Die Schlafforscher Allan Rechtschaffen und Anthony Kales veröffentlichten 1968 einen Atlas über die Stadieneinteilung des menschlichen Schlafs, der auch heute in der ganzen Welt verwendet wird.

Der Schweizer Schlafforscher Walter Rudolf Hess begann, sich in den 20er Jahren des 20. Jahrhunderts der Frage des Schlafs zu widmen. Seine tierexperimentellen Untersuchungen waren vor allem auf jene Zentren im Gehirn ausgerichtet, welche für die Schlafregulation verantwortlich sind. Hess schrieb 1931: »Unser eigener Versuch, die Frage nach dem Wesen und dem Mechanismus des Schlafes klar zu stellen, geht von der Auffassung aus, dass dieses Problem nicht für sich allein, sondern nur aufgrund einer Analyse der ganzen Funktionsstruktur des Organismus zu lösen ist.«

Sprachliche und kulturelle Aspekte des Schlafs

»Schlaf« ist ein Wort altgermanischen Ursprungs (Gotisch: sleps; Alt- und Mittelhochdeutsch: slaf). Verwandt sind auch das niederländische slaap und das englische »sleep«. Schlafen bedeutet ursprünglich schlapp werden und ist auch mit »schlaff« verwandt.

Von »Schlaf« leiten sich weitere Begriffe ab, wie beispielsweise »entschlafen», das als ein Hüllwort für »sterben« steht. Das Wort »Beischlaf« stammt aus dem 15. Jahrhundert und wird für den Akt verwendet, bei welchem Mann und Frau »zusammen schlafen«. Auch die Schläfe leitet sich von Schlaf ab, da sie ein Teil des Kopfes ist, auf welchem Schlafende liegen.

In der griechischen Sagenwelt werden der Schlaf, Hypnos, und der Tod, Thanatos, als Brüder und Söhne der Nachtgöttin Nyx betrachtet. Der römische Dichter Ovid nannte den Schlaf »Abbild des Todes« . Er wohne in einer Höhle am Ufer des Lethe-Baches, wohin niemals die

da der schlafende Mensch

4

Sonne gelange. Am Eingang seiner Höhle stünden Mohn und tausenderlei Kräuter, aus denen die Nacht ihre Schlummersäfte gewinne, um damit das Land zu befeuchten. Schlaf kann auf den ersten Blick leicht mit dem Tod verwechselt werden. Die Frage, ob und wie sich im konkreten Fall der Tod eines Menschen eindeutig vom Schlaf unterscheiden lässt, ist denn auch ein Thema, das in der Literatur (z.B. in Shakespeares Drama *Romeo und Julia*) und in Märchen (etwa *Schneewittchen*) häufig aufgegriffen wurde. Im Zusammenhang mit Organtransplantationen hat die Frage, wann der Tod unzweifelhaft eingetreten ist, ganz neu an Aktualität gewonnen.

Ebenso wie es sich beim Schlaf nicht um einen eindeutigen und einheitlichen Zustand handelt, ist der Wachzustand keineswegs klar definierbar.

Auch im Zusammenhang mit den unterschiedlichen philosophischen Denkrichtungen und großen Weltreligionen begegnen wir immer wieder den Begriffen Wachen und Schlafen, Leben und Tod. Sie verweisen auf die großen Sinnfragen der menschlichen Existenz; es geht um das Menschsein, das In-der-Welt-Sein, um die Transzendenz. Schlaf ist ein Zustand, der sich eindrücklich vom Wachzustand unterscheidet. In den altindischen Texten der Upanishaden werden folgende Seinsformen unterschieden:

1. der Wachzustand
2. der Zustand des Träumens
3. der Zustand des Tiefschlafs
4. der vierte (überbewusste) Zustand des eigentlichen Selbst

Im Tiefschlaf (Susubta) begehrt man nichts und träumt nicht. Dieser Zustand wird mit dem eigentlichen Selbst in Zusammenhang gebracht: »Wenn man tief schläft, ruhig und heiter und keinen Traum sieht, das ist das Selbst (Atman), das ist das Unsterbliche, Furchtlose, das ist Brahma.« Das Aufwachen aus dem Schlaf wird oft im übertragenen Sinne verwendet, wie z.B. der Name Buddha zeigt: Er wird als »der Erleuchtete, der Erweckte« bezeichnet, wobei sich das Wort Buddha von budh = wecken ableitet. Auch im Christentum wird dieser übertragene Sinn des Aufwachens sichtbar. Im Neuen Testament findet sich beispielsweise der Aufruf: »Wache auf, der Du schläfst, und stehe auf von den Toten, so wird Dich Christus erleuchten« (Epheser 5,14).

Erklärungsversuche für den Schlaf

Gemäß Empedokles von Agrigent ist der Schlaf eine Folge der mäßigen Abkühlung der im Blut befindlichen Wärme bzw. die Folge der Absonderung des Elements Feuer von den drei anderen: Luft, Wasser und Erde. Hippokrates hingegen war der Ansicht, dass der Schlaf auf der Flucht von Blut und Wärme ins Innere des Körpers beruhe. Auch Aristoteles suchte Erklärungen des Schlafs in der Wärme. Er nahm an, dass die aufgenommene Nahrung eine Ausdünstung in die Adern abgebe, welche dann von der Lebenswärme in den Kopf getrieben würde. Danach würde sie sich im Gehirn abkühlen, wieder in tiefere Körperteile zurück sinken und dabei dem Herzen Wärme entziehen. Dies führe schließlich zum Schlaf, der so lange andauere, bis die Nahrung verdaut sei und das für die oberen Körperregionen bestimmte reine Blut sich vom unreinen geschieden habe.

Im Mittelalter hat Hildegard von Bingen einiges zu den Schlaftheorien beigetragen. Sie war Benediktinerin und Verfasserin verschiedener medizinischer, naturkundlicher und mystischer Schriften. Franz-Josef Kuhlen schildert die Ansichten Hildegard von Bingens wie folgt: »Der Mensch bestehe aus zwei Teilen: aus Wachsein und Schlaf. So werde auch der menschliche Körper auf doppelte Weise ernährt, nämlich durch Speise und Ausruhen. Vor dem Sündenfall sei Adams Schlaf ein ›Schlaf zur Versenkung‹ (= ›sopor‹), also ein ›tiefer, kontemplativer Schlaf‹, und die Nahrung nur eine Nahrung zum Anschauen gewesen – alles nur, um den Menschen geistig seelisch zu erfreuen und zu erbauen. Der Sündenfall habe seinen Körper schwach und gebrechlich gemacht, wie den eines Toten im Vergleich zu einem Lebenden. Jetzt habe der Mensch Stärkung durch Nahrung und Schlaf nötig. Der Schlaf sei zu einem normalen Zustand bei allen Menschen geworden. Wie die Nahrung das Fleisch wachsen lasse, so erhole sich und wachse das Mark (›Medulla‹), das durch Wachen verdünnt und geschwächt werde, im Schlaf wieder heran.«

Im 18. Jahrhundert kam es zu Verbindungen zwischen ersten wissenschaftlichen Erkenntnissen und einer Seelenlehre. So meinte der Schweizer Arzt und Naturforscher Albrecht von Haller, das im Kopf verdichtete Blut komprimiere das Gehirn und schneide dadurch den Weg des »Spiritus« in die Nerven ab. Aufgrund der weiteren Entwicklung der Naturwissenschaft im 19. Jahrhundert wurden ausschließlich physiologische und chemische Erklärungsversuche vorgeschlagen. So meinte Alexander von Humboldt, die Ursache des Schlafs liege in einem Sauerstoffmangel, während der Bonner Physiologe Eduard Friedrich Wilhelm Pflüger die verminderte Aufnahme von Sauerstoff in »lebende Gehirnmoleküle« verantwortlich machte. Diesen Theorien ist gemeinsam, dass sie zwar naturwissenschaftliche Konzepte zur Erklärung des Schlafs verwendeten, diese aber weder auf eindeutige Befunde stützen noch in wiederholbaren Versuchen überprüfen konnten. Dieser Ansatz blieb der Wissenschaft in der zweiten Hälfte des 20. Jahrhunderts vorbehalten.

Wann und wo schläft man?

Bei uns ist es selbstverständlich, dass Wohnungen und Häuser separate Schlafzimmer besitzen. Dies ist jedoch eine relativ neue Errungenschaft. Noch im späten Mittelalter schliefen mehrere Menschen gemeinsam im gleichen Raum, der nicht nur dem Schlaf, sondern auch anderen Zwecken diente. Ein eigentliches Schlafzimmer findet sich erstmals an königlichen Höfen. Der französische König Ludwig der XIV. platzierte den Schlafraum in der Mitte des Palastes. Dieser war zugleich das Herrschaftszentrum des Königreichs. Berühmt war das morgendliche »Lever du roi« – der Empfang durch Seine noch im Bett ruhende Majestät – als das wichtigste gesellschaftliche Ereignis des Tages. Die adlige Oberschicht übernahm dann das Konzept des Schlafzimmers, welches später auch in bürgerlichen Häusern Eingang fand. Sogar in Gasthöfen waren Schlafgelegenheiten zuweilen ein Problem. Der Soziologe Peter Gleichmann berichtet von deutschen Badeorten des 17. Jahrhunderts, wo »aus Mangel an Schlafstellen die Hälfte der Gesellschaft nur bis Mitternacht schlief, während die andere Hälfte, die bis dahin den Vergnügungen nachging, alsdann zur Ablösung erschien«. Der gleiche Autor zitiert einen Bericht über bretonische Bauern im 19. Jahrhundert, dem zufolge alle Familienmitglieder und Bediensteten in einem einzigen großen Bett schliefen. Für durchreisende Besucher hatte man ebenfalls einen Platz im gemeinsamen Bett frei. Im 19. Jahrhundert kam es zur zunehmenden Trennung der Geschlechter, aber auch von Erwachsenen und Kindern. In besonders vornehmen Kreisen hatten der Herr und die Dame des Hauses ihr eigenes Ankleidezimmer, die Kinder ein Kinderzimmer und die Schlafräume galten mehr und mehr als abgeschlossener Intimbereich. Auch in Spitälern und Gasthäusern wurden Massenlager seltener und Einzelzimmer häufiger.

MODERNE SCHLAFFORSCHUNG

Polysomnographie

Eine schlafende Person liegt gewöhnlich während einigen Stunden ruhig im Bett, verändert hie und da die Körperstellung und kommuniziert nicht mit ihrer Außenwelt. So betrachtet erscheint der Schlaf

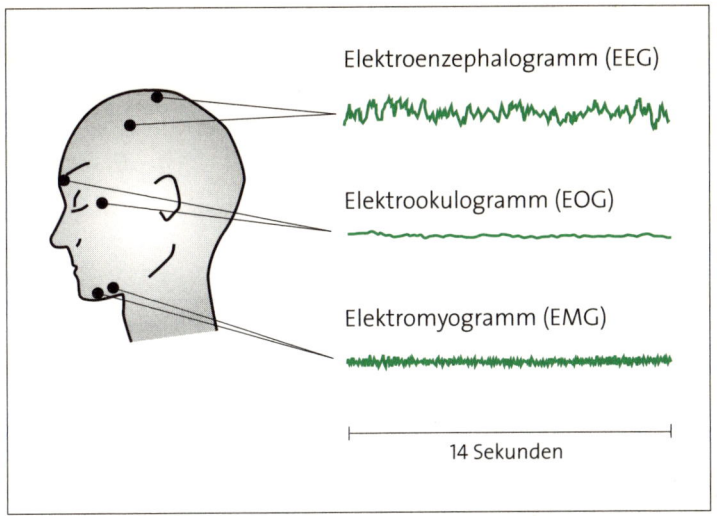

Abbildung 1: Die Aufzeichnung von Stromkurven gibt Aufschluss über den Schlaf (EEG: elektrische Hirnströme; EOG: elektrische Ströme, die durch Augenbewegung entstehen; EMG: Ströme, welche die Muskelspannung widerspiegeln).

+ EKG (Herz)

als ein für die Forschung wenig inspirierender Zustand. Erst als man die Vorgänge im Gehirn aufgrund der elektrischen Hirnstromwellen erfassen konnte, begann die Ära der modernen Schlafforschung.

Die wichtigste Information liefert das Kurvenbild der Hirnstromwellen (Elektroenzephalogramm; EEG), welches man über Elektroden erfasst. EEG-Elektroden sind kleine tellerförmige Silberplättchen, die mit einem dünnen, flexiblen Kabel versehen sind und mit einer leitenden Paste gefüllt auf bestimmte Stellen der Kopfhaut aufgedrückt werden. Neben den EEG-Elektroden dienen zwei weitere Elektroden der Aufzeichnung der elektrischen Ströme der Kinnmuskulatur (Elektromyogramm; EMG). Das EMG gibt Aufschluss über die Spannung der Willkürmuskulatur im Schlaf. Schließlich werden noch Elektroden neben den äußeren Augenwinkeln angebracht; dieses so genannte Elektrookulogramm (EOG) zeichnet die bei Augenbewegungen entstehenden elektrischen Signale auf. Die mit den Elektroden verbundenen Kabel werden zusammengefasst und über ein Steckbrett am Kopfende des Bettes mit Verstärkern verbunden. Trotz der vielen Kabel bleibt der Versuchsperson genügend Bewegungsfreiheit, um die gewohnte Schlafstellung einzunehmen und sich im Bett zu bewegen.

Schlafstadien und Schlafprofil

Mittels der polysomnographisch erfassten Messgrößen lässt sich der Schlaf in verschiedene Schlafstadien unterteilen. Solange die Versuchsperson im entspannten Wachzustand daliegt, findet man den typischen Alpha-Rhythmus. Er besteht aus regelmäßigen EEG-Wellen, die ungefähr zehnmal in der Sekunde auftreten (10 Hz). Die Augen bewegen sich im Wachzustand und das EMG zeigt eine hohe Muskelspannung an. Sobald der Schlaf eintritt, weicht der Alpha-Rhythmus kleinen, raschen und unregelmäßigen EEG-Wellen. Im EOG werden langsame Schwankungen erkennbar, die durch pendelförmige Bewegungen der Augen zustande kommen. Wir befinden uns im Einschlafstadium 1, einer Übergangsphase zwischen Wachen und Schlafen. Doch schon bald werden die EEG-Wellen etwas größer und langsamer. Das Kurvenbild wird immer wieder von spindelförmigen Wellen (12–14 Hz) überlagert. Daneben treten auch vereinzelte langsame und hohe Wellen (so genannte K-Komplexe) auf. Der Muskeltonus hat gegenüber dem Wachzustand deutlich abgenommen, die Augen sind unbeweglich. Diese Merkmale sind typisch für das Stadium 2, das oft als eigentlicher Schlafbeginn angesehen wird. Stadium 2 macht ungefähr die Hälfte des gesamten Schlafes aus. Mit dem Übergang in die Stadien 3 und 4 beginnt der Tiefschlaf. Die Amplitude der Hirnstromwellen nimmt weiter zu. Ihre Frequenz nimmt ab. Die so genannten Delta-Wellen (1–4 Hz) dominieren das Bild. Das

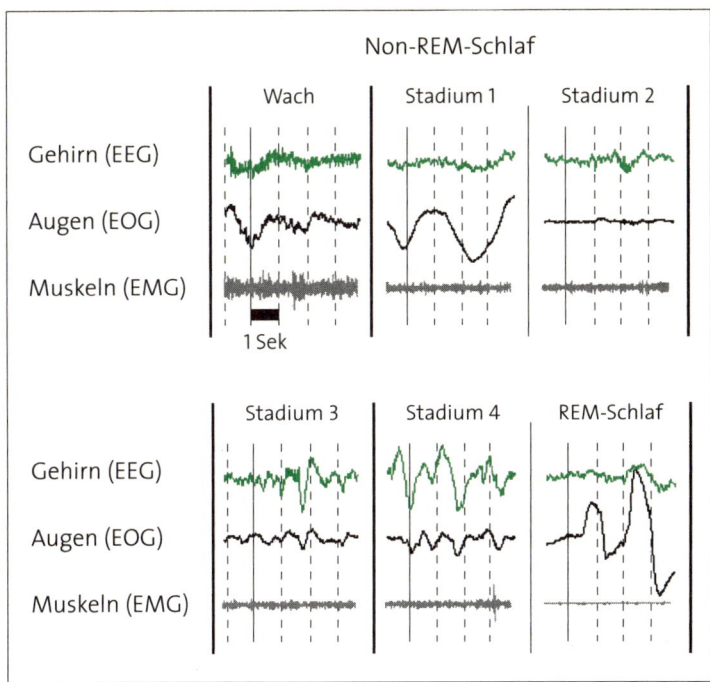

Abbildung 2: Die Schlafstadien werden aus Stromkurven bestimmt, die vom Gehirn, den Augen und den Muskeln abgeleitet werden. a) Während des Einschlafens (Stadium 1) treten langsame, pendelförmige Augenbewegungen auf. b) Mit zunehmender Vertiefung des Non-REM-Schlafes werden die Hirnstromkurven (EEG) größer und langsamer, wobei die Muskelspannung (EMG) abnimmt. Im darauf folgenden REM-Schlaf sieht das EEG ähnlich aus wie im Stadium 1, während das EOG die typischen raschen Augenbewegungen anzeigt. Die Muskulatur ist, abgesehen von gelegentlichen Zuckungen, vollständig entspannt.

EMG zeigt eine niedrige Muskelspannung an, die Augen bewegen sich nicht.

Der REM-Schlaf ist ein besonderes Schlafstadium. Er ist gekennzeichnet durch rasche Augenbewegungen unter den geschlosse-

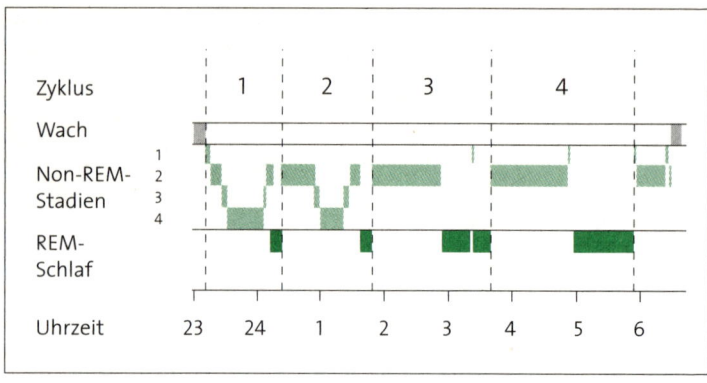

Abbildung 3: Das Schlafprofil einer ganzen Nacht zeigt vier vollständige Non-REM-REM-Schlafzyklen (durch senkrechte Linien abgegrenzt). Nach dem Einschlafen um 23.00 Uhr folgt über das Stadium 1 und 2 der Tiefschlaf (Stadium 3 und 4). Der Tiefschlaf tritt nur in der ersten Hälfte der Nacht auf (hier in den ersten zwei Zyklen). Nach etwas mehr als einer Stunde tritt die erste REM-Schlafepisode auf. Im Laufe der Nacht werden die REM-Schlafepisoden typischerweise länger. Aufwachzeit ist um 6.30 Uhr.

nen Lidern. Dies führte auch zur Bezeichnung Rapid Eye Movement Sleep (Schlaf mit raschen Augenbewegungen). Die EEG-Kurve besteht nun aus kleinen und schnellen Wellen ähnlich dem Einschlafstadium 1 und das EMG-Signal verschwindet fast vollständig, was auf eine weitgehende Abnahme der Muskelspannung hinweist. Der REM-Schlaf wurde 1953 von Nathaniel Kleitman und seinem Doktoranden, Eugene Aserinsky, zum ersten Mal beschrieben und dann von William Dement, der ebenfalls bei Kleitman in Chicago tätig war, systematisch weiter untersucht.

Die zeitliche Abfolge der verschiedenen Schlafstadien bezeichnet man als Schlafprofil. Dieses ist in Abbildung 3 dargestellt. Nach einer kurzen Wachphase im Bett tritt der Schlaf ein. Die so genannte Schlaflatenz ist die Zeitdauer vom Lichterlöschen bis zum Auftreten des Schlafes (Stadium 1 oder Stadium 2). Das Einschlafstadium 1 ist ein Übergangsstadium und wird gewöhnlich rasch vom Stadium 2 abgelöst. Stadium 2 oder der leichte Schlaf dauert 5 bis 30 Minuten und führt in den Tiefschlaf (Stadien 3 und 4), welcher 20 bis 40 Minuten andauert. Nach ca. ein bis eineinhalb Stunden tritt die erste REM-Schlafphase auf. Sie ist von kurzer Dauer und geht bald wieder in Non-REM-Schlaf über. Betrachtet man die ganze Nacht, so fällt die zyklische Struktur des Schlafs auf. REM-Schlafphasen treten in Abständen von 90 bis 110 Minuten auf und werden gegen den Morgen hin länger. Mit dem Tiefschlaf verhält es sich gerade umgekehrt. Er ist am ausgeprägtesten zu Beginn der Nacht und tritt später nicht mehr in Erscheinung. Die meiste Zeit (45–55%) verbringen wir im Stadium 2, dem leichten Schlaf. Auch kurze Wachphasen sind in der Nacht zu beobachten. An sie erinnert man sich gewöhnlich morgens nicht mehr. Zusammenfassend kann man also feststellen, dass der Schlaf eine zyklische Struktur aufweist. Während die Schlaftiefe im Non-REM-Schlaf zu Beginn der Nacht am ausgeprägtesten ist, nimmt der REM-Schlaf gegen Ende der Nacht mehr und mehr Raum ein.

Quantitative Analyse des Schlaf-EEGs

Die klassische Einteilung in Schlafstadien hat den großen Vorteil, dass die Beschreibung des Schlafs weltweit auf den gleichen Kriterien beruht und Vergleiche möglich werden. Ein Nachteil besteht allerdings darin, dass die Abgrenzung der einzelnen Stadien eine sehr exakte Unterteilung des Schlafprozesses suggeriert, welche so nicht vorhanden ist. Besonders im Non-REM-Schlaf ist der Übergang von Stadium 2 zu Stadium 4 fließend. Die langsamen Wellen werden höher und dominieren zunehmend das Bild. Die Häufigkeit der Schlafspindeln zeigt einen anderen Verlauf: Hier werden Spitzenwerte bereits im Stadium 2 erreicht, also bevor der Tiefschlaf eintritt. Allerdings ist Spindelaktivität auch noch im Tiefschlaf vorhanden. Vor dem Übergang zum REM-Schlaf kommt es gewöhnlich wiederum zu

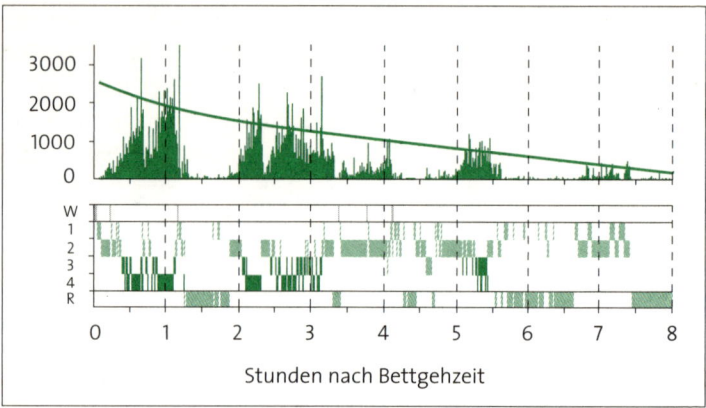

Abbildung 4: Das langsamwellige EEG-Spektrum erlaubt eine besonders genaue Untersuchung der Veränderungen im Schlaf. Unten ist das Schlafprofil wie in der vorherigen Abbildung dargestellt, darüber das Leistungsspektrum (Werte in µV2) für den Frequenzbereich (1–4 Hz), welcher der langsamwelligen Aktivität im Deltaband entspricht. Diese nimmt mit zunehmender Tiefe des Non-REM-Schlafs zu und erreicht im Tiefschlaf (Stadium 3 und 4) die höchsten Werte. Die langsamwellige Aktivität nimmt in den nachfolgenden Non-REM-Schlafepisoden ab, was einer Reduktion der Schlafintensität entspricht. Der abnehmende Trend kann durch eine Exponentialfunktion (Kurve in der oberen Darstellung) beschrieben werden.

einer Erhöhung der Spindelaktivität, was zu einer U-förmigen Verlaufskurve führt.

Die Quantifizierung der langsamwelligen EEG-Aktivität (entspricht Delta-Wellen; englisch *slow-wave activity*) hat sich als besonders bedeutsam erwiesen (**Quantitative EEG-Analyse**). Mittels der Spektralanalyse des EEGs lässt sich die spektrale Leistung dieser Frequenzkomponente bestimmen und als Funktion der Zeit darstellen. Man erkennt, dass die langsamwellige Aktivität mit zunehmender Schlaftiefe kontinuierlich ansteigt und im Stadium 4 ein Maximum erreicht. Mit Einsetzen des REM-Schlafs kommt es zu einem starken Abfall der langsamen Wellen, die in diesem Schlafstadium praktisch kaum vorhanden sind. Auch im zweiten Zyklus zeigt sich wieder ein allmählicher Anstieg, wobei jedoch gewöhnlich nicht mehr die hohen Werte des ersten Zyklus erreicht werden. Obwohl in den späteren Zyklen die als Tiefschlaf definierten Stadien nur noch selten auftreten, kann man auch hier das typische Verlaufsmuster der langsamwelligen Aktivität beobachten. Allerdings nimmt die Steilheit des Anstiegs innerhalb der Non-REM-Episoden mehr und mehr ab.

Der Verlauf der langsamwelligen Aktivität spiegelt die Schlafintensität während der Nacht gut wider. Hohe Werte entsprechen einer hohen Intensität des Non-REM- Schlafs. Die schlafende Person ist schwer weckbar, erwacht sie aus diesem Zustand, ist sie noch während einiger Zeit schlaftrunken und verwirrt. Die Verminderung der langsamwelligen Aktivität gegen den Morgen hin lässt erkennen, dass der Schlaf oberflächlicher wird und die Person damit auch leichter aufwacht.

DIE ZWEI PROZESSE DER SCHLAFREGULATION

Schlafhomöostase

Mit fortdauernder Wachzeit nimmt das Schlafbedürfnis zu. Wer lange nicht geschlafen hat, kann völlig ungewollt in Situationen einschlafen, in denen dies nicht angebracht ist (z.B. beim Autofahren). Umgekehrt nimmt während des Schlafes der Schlafdruck ab, so dass man nach einer guten Nacht ausgeschlafen »erwacht« und wieder fit den neuen Tag beginnen kann. Der Organismus versucht also, den Schlaf innerhalb gewisser Grenzen zu regulieren. Nach 16 Stunden Wachzeit ist man gewöhnlich bereit, ins Bett zu gehen und sich während acht Stunden Schlaf zu »erholen». Bei länger dauerndem Schlafentzug steigt die Schlafbereitschaft stark an, der Schlafdruck nimmt

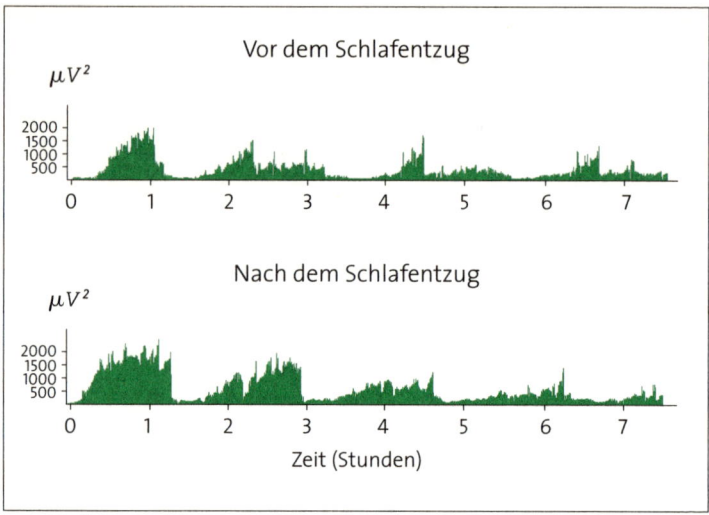

Abbildung 5: Die Abbildung zeigt Spektralkurven der langsamen Wellen (1–4 Hz) im Schlaf-EEG. Im Vergleich zu einer normalen Nacht (oben) ist der Anteil an langsamen Wellen in der Erholungsnacht nach einem Schlafentzug von 40,5 Stunden (unten) erhöht. Der Erholungsschlaf ist intensiver als der normale Schlaf.

zu. Die Regulation des Schlafs innerhalb physiologischer Grenzen bezeichnet man als Schlafhomöostase. Der Begriff Homöostase wurde ursprünglich auf andere physiologische Messgrößen (z. B. Körpertemperatur, Blutzucker) angewendet, die innerhalb bestimmter Grenzen reguliert werden. Wie bereits dargestellt wurde, ist das Vorherrschen langsamer EEG-Wellen, die für den Tiefschlaf charakteristisch sind, ein guter Indikator für die Schlafintensität im Non-REM-Schlaf. Im Laufe der Nacht nimmt die langsamwellige Aktivität von Zyklus zu Zyklus ab. Dieser EEG-Indikator hat sich als eine valable Messgröße für die Schlafhomöostase erwiesen. So nimmt nach Schlafentzug die Ausprägung der langsamwelligen Aktivität im Erholungsschlaf zu. Dieser Schlaf ist tiefer oder intensiver als gewöhnlich, nimmt

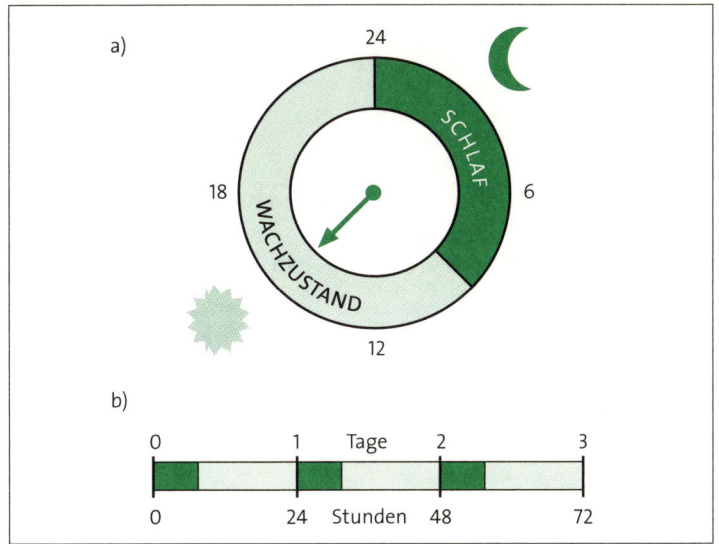

Abbildung 6: a) Schlafen und Wachen sind Teil eines 24-Stunden Rhythmus. b) Lineare Darstellung für drei aufeinander folgende Tage.

aber ebenfalls im Laufe der Nacht ab. Man kann aber auch »vorschlafen«, indem man tagsüber schläft. Es zeigt sich, dass der Anteil von langsamwelligem Schlaf, der tagsüber bereits absolviert wird, in der Nacht nicht mehr nötig ist. Die Schlafquote wurde also bereits tagsüber teilweise erfüllt.

Zirkadianer Schlaf-Wach-Rhythmus

Gewöhnlich schläft man während der Nachtzeit und ist tagsüber wach. Dieses Schlaf-Wach-Muster entspricht den Gegebenheiten unserer Gesellschaft, in welcher die meisten Tätigkeiten tagsüber stattfinden (z.B. Arbeit, Schule etc.). Doch auch biologische Faktoren bestimmen die zeitliche Verteilung von Schlafen und Wachen.

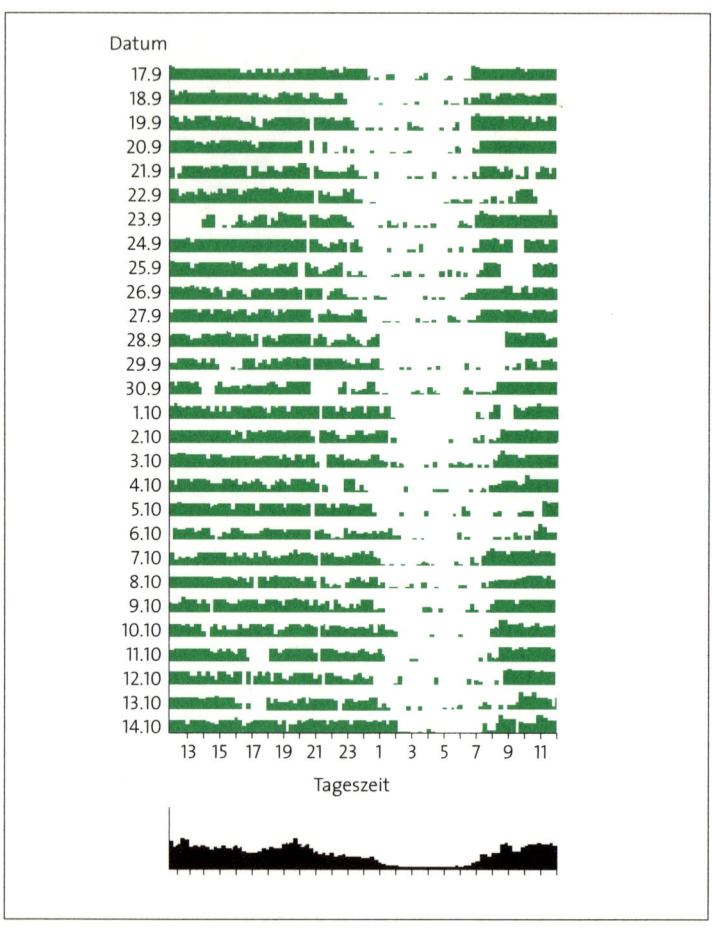

Abbildung 7: Ruhe-Aktivitäts-Rhythmus einer erwachsenen Versuchsperson, der während eines Monats mit einem am Handgelenk getragenen Aktometer kontinuierlich registriert wurde. Waagrechte Linien entsprechen je einem Tag (von 12 Uhr bis anderntags 12 Uhr). Grüne Flächen entsprechen Aktivitätsperioden, weiße Zwischenräume Ruheperioden. Außer an Wochenenden, wenn die Versuchsperson länger schlafen konnte, variiert die Zeit des Zubettgehens und Aufstehens wenig.

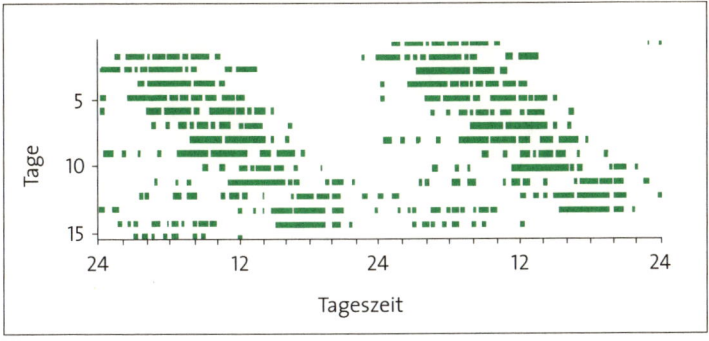

Abbildung 8: Der Schlaf-Wach-Rhythmus wird durch die »innere Uhr« gesteuert. Die Balken geben den Schlaf an, zwei 24-Stunden-Perioden sind nebeneinander dargestellt. Während der ersten drei Tage des Versuchs verfügt die Versuchsperson über Zeitinformation, nicht aber danach. Im Laufe der zwölf Tage ohne Zeitinformation verschiebt sich die Bettgehzeit täglich um eine Stunde. Das weist darauf hin, dass die »innere Uhr« unter den gegebenen Versuchsbedingungen eine Periodik von etwa 25 Stunden aufweist.

Wir wissen heute, dass eine biologische Uhr im Gehirn für den Schlaf-Wach-Rhythmus und andere biologische Rhythmen verantwortlich ist. Ihre Periodik beträgt ungefähr 24 Stunden, woraus sich der Begriff der zirkadianen Rhythmik ableitet (circa dies = ungefähr ein Tag). Isoliert man Versuchspersonen vollständig von ihrer Umgebung und lässt sie somit in einer »zeitfreien Umgebung« leben, so beobachtet man, dass der normale Schlaf-Wach-Rhythmus weitgehend beibehalten wird. Allerdings stellt sich mit der Zeit eine Verschiebung gegenüber der äußeren Zeit ein, der Rhythmus wird »freilaufend«.

In den 60er Jahren des vergangenen Jahrhunderts haben Jürgen Aschoff und Rütger Wever am Max-Planck-Institut für Verhaltensphysiologie in Erling-Andechs zirkadiane Rhythmen von Versuchspersonen in zeitfreier Umgebung systematisch untersucht. Sie stellten fest, dass die Periodik von 24 Stunden abweicht und im Mittel nahezu 25 Stunden beträgt. Heute wissen wir dank der Arbeiten von

Charles Czeisler an der Harvard Medical School, dass das Licht einen starken Einfluss auf die Periodik von zirkadianen Rhythmen hat. Halten sich Versuchspersonen bei sehr schwacher Beleuchtung oder sogar in vollständiger Dunkelheit auf, so beträgt die Periodendauer im Durchschnitt 24,2 Stunden.

Ein Vergleich des Schlaf-Wach-Rhythmus mit anderen physiologischen Rhythmen zeigt, dass ein hohes Schlafbedürfnis mit der Phase tiefer Körpertemperatur zusammenfällt. Die innere Uhr beeinflusst also die Schlafbereitschaft. Dies ist auch bei Experimenten mit längerem Schlafentzug ersichtlich, bei denen es Versuchspersonen besonders schwer fällt, in den frühen Morgenstunden wach zu bleiben. Zu dieser Zeit können sie dem Schlafdruck kaum widerstehen. Sobald diese kritische Periode überstanden ist, fällt es ihnen wieder leichter, wach zu bleiben. Die Schlafbereitschaft hängt also nicht bloß von der im Wachen verbrachten Zeitdauer ab, sondern wird auch von einem tagesrhythmischen Vorgang bestimmt, der durch die innere Uhr gesteuert wird (**Forcierte Desynchronisation und konstante Routine**).

S.81

Zwei-Prozess-Modell

Sowohl die Dauer der vorangegangenen Wachzeit als auch die aktuelle Phase des zirkadianen Rhythmus, in der sich eine Person befindet, beeinflussen die Schlafregulation. Wie wirken diese Faktoren zusammen? Das Zwei-Prozess Modell beschreibt die Interaktion der beiden Prozesse. Der vom Schlaf-Wach-Verhalten abhängige Prozess S nimmt im Wachen zu und sinkt im Schlaf ab. Er entspricht damit einem so genannten Relaxationsoszillator. Dieser Vorgang lässt sich durch eine Sanduhr veranschaulichen: Während des Wachens strömt der Sand vom oberen ins untere Gefäß, beim Einschlafen wird die Uhr gekippt, so dass nun der Sand wieder ins ursprüngliche Gefäß zurückströmen kann. Im Modell ist die Veränderung von Prozess S nicht

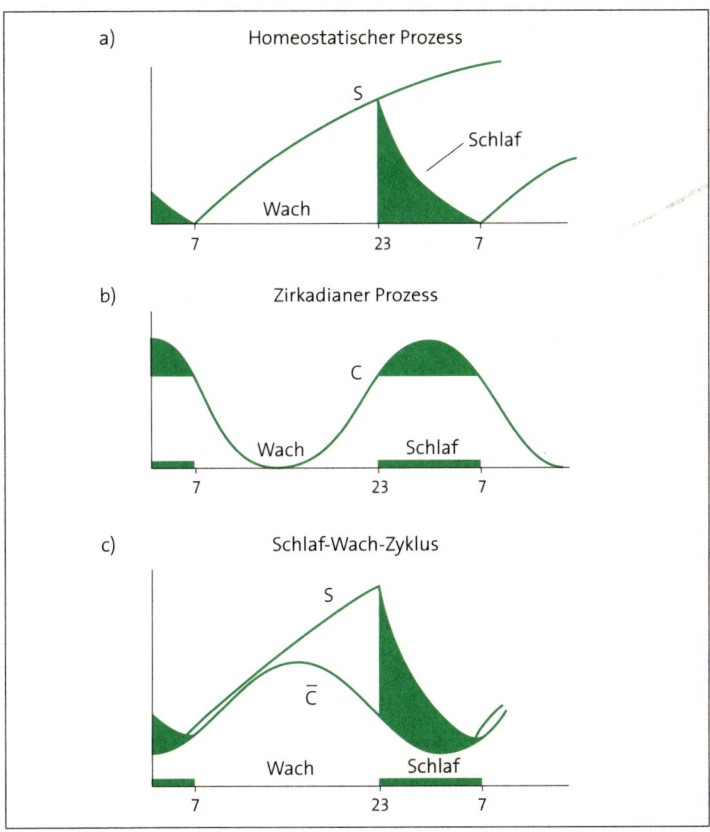

Abbildung 9: Es wird angenommen, dass der Schlaf (grün) durch das Zusammenwirken des homöostatischen Prozesses S und des zirkadianen Prozesses C zustande kommt. (a) Prozess S steigt im Wachen an und sinkt im Schlaf ab, veranschaulicht durch eine Sanduhr, die beim Einschlafen und Aufwachen jeweils umgedreht wird. (b) Prozess C wird durch die innere Uhr reguliert und ist ein tagesperiodischer (zirkadianer) Vorgang, der unabhängig vom Schlaf-Wach-Verhalten abläuft. (c) Die negative Funktion von C, durch die Kurve C̄ dargestellt, kann als die tagesperiodisch variierende Aufwachschwelle betrachtet werden. Der »Schlafdruck« entspricht dabei dem Abstand zwischen den Kurven S und C̄. Ihr Schnittpunkt bestimmt die Aufwachzeit.

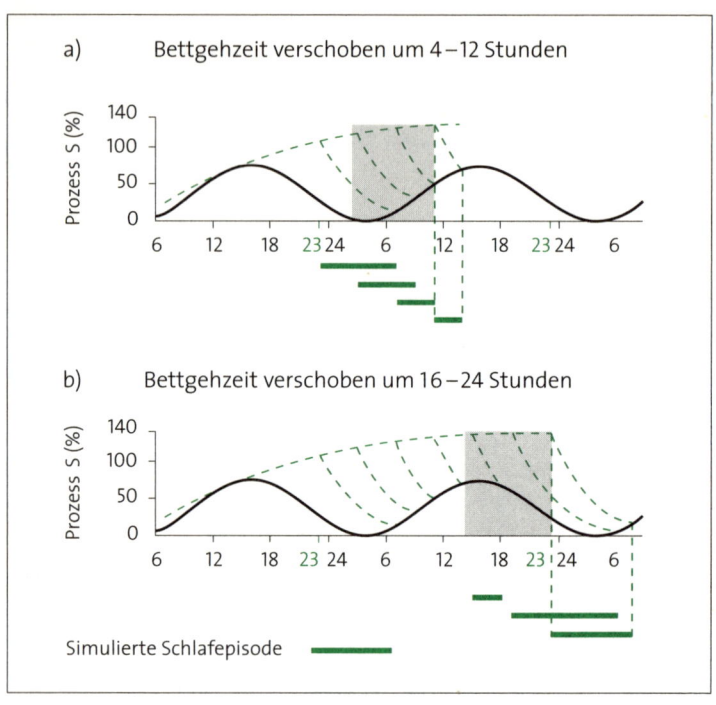

Abbildung 10: Die Zeit des Zubettgehens beeinflusst die Schlafdauer. (a) Wird die normale Bettgehzeit (23 Uhr) im Modell um 4–12 Stunden verzögert, verkürzt sich die Schlafdauer. (b) Die Schlafdauer verlängert sich hingegen, wenn die normale Bettgehzeit um 16–24 Stunden verzögert wird. Diese Simulationen des Modells stimmen mit den Ergebnissen von experimentellen Studien gut überein.

ein linearer Vorgang, sondern entspricht einer Exponentialfunktion. Das heißt, dass der Anstieg nicht beliebig hohe Werte erreichen kann, sondern zunehmend abflacht und auf eine obere Asymptote hin tendiert. Nach Schlafbeginn zeigt Prozess S einen steilen Abfall, der im Laufe des Schlafs flacher wird. Dieser Verlauf entspricht der Veränderung der langsamwelligen Aktivität im Schlaf. Tatsächlich wurde Prozess S aufgrund dieser Messgröße charakterisiert.

Der zweite Prozess, Prozess C, ist der durch die innere Uhr gesteuerte tagesperiodische (zirkadiane) Vorgang, der unabhängig von Schlafen und Wachen abläuft. Er entspricht dem zirkadianen Schlafdruck, der normalerweise während der nächtlichen Schlafepisode die höchsten Werte aufweist. Im untersten Teil der Abbildung 9 ist die Interaktion der beiden Prozesse dargestellt. Kurve $\bar{C}$ ist das Spiegelbild von C und kann als die tagesperiodisch variierende Aufwachschwelle betrachtet werden. Der Schlafdruck entspricht dem Abstand zwischen den Kurven S und $\bar{C}$. Morgens zur Aufwachzeit wird ihr Abstand null. Während eines Schlafentzugs kommt es zur normalen Schlafzeit nicht zur Umkehr von Prozess S, sondern die Kurve steigt weiter an. Der anschließende Erholungsschlaf ist intensiver als der Normalschlaf, was einem größeren Abstand zwischen S und $\bar{C}$ entspricht. Hingegen ist die Gesamtschlafdauer nicht viel länger als gewöhnlich. Dieser Umstand erlaubt es, trotz Schlafentzug die Phasenbeziehung zwischen S und C beizubehalten.

Was geschieht nun, wenn eine Versuchsperson nicht zur gewohnten Zeit ins Bett geht, sondern den Zeitpunkt immer weiter hinausschiebt? Das Modell erlaubt eine Simulation der Schlafdauer. Es zeigt sich, dass beim späteren Ins-Bett-Gehen die Schlafdauer nicht etwa zu-, sondern abnimmt. Dies ist dadurch erklärbar, dass der Schnittpunkt zwischen S und $\bar{C}$ infolge des Ansteigens der C-Kurve früher auftritt. Wird allerdings die Bettgehzeit noch mehr hinausgeschoben, kommt es auf einmal zu einer sehr langen Schlafdauer. Diese nicht monotone Veränderung der Schlafdauer als Funktion der Bettgehzeit wurde experimentell von einer schwedischen Forschergruppe nachgewiesen und wird durch das Modell, dargestellt in Abbildung 10, schön wiedergegeben.

Das Zwei-Prozess-Modell erlaubt Voraussagen der Schlafstruktur in verschiedenen experimentellen Situationen. Es trägt somit zum Verständnis der Schlafregulation bei (**Genaueres zum Zwei-Prozess-Modell**). S. 84

SCHLAF IN VERSCHIEDENEN LEBENSABSCHNITTEN

Zirkadianer Schlaf-Wach-Rhythmus beim Säugling

Die ersten Tage nach der Geburt verbringt der Säugling zu 2/3 schlafend. Alle zwei bis sechs Stunden wacht er auf, trinkt seine Milch und schläft kurz danach wieder ein. Der Schlaf ist dabei nahezu gleichmäßig auf 24 Stunden verteilt. Der 24-Stunden-Rhythmus von Schlafen und Wachen ist in dieser frühen Phase der Entwicklung noch nicht ausgebildet. Die innere Uhr manifestiert sich noch nicht, eine zirkadiane Rhythmik ist kaum ersichtlich.

Die Ausbildung des Ruhe-Aktivitäts-Rhythmus lässt sich mit der Aktigraphie schön verfolgen. Aktometer sind kleine, leichte Geräte, die an einem Körperteil befestigt werden und bei jeder Bewegung einen Impuls abgeben. Die Zahl der Impulse wird über eine bestimmte Zeitperiode summiert und in einem Festkörperspeicher registriert. Dadurch lässt sich auf nicht invasive Art die Ruhe-Aktivitäts-Rhythmik über längere Zeit hinweg erfassen.

Die Ruhe-Aktivitäts-Rhythmik während des ersten Lebensjahres zeigt, dass nach der Geburt die Aktivitätsperioden gleichmäßig über den Tag verteilt sind, ein Tagesrhythmus also noch nicht erkennbar ist. Allmählich kommt es zu einer Konzentration der Aktivitätsphasen auf die Tagesstunden und der Ruhephasen auf die Nachtstunden.

In den ersten Lebensjahren nimmt vor allem der Schlaf tagsüber ab. Kinder im Vorschulalter schlafen noch oft am frühen Nachmittag.

Abbildung 12: Die Abbildung zeigt den prozentualen Anteil der Kinder, die bis zum 7. Lebensjahr tagsüber schlafen. Im Alter von einem Monat bis einem Jahr schlafen die meisten Kinder zweimal oder häufiger tagsüber (dunkelgrün), bis zum 3. Lebensjahr halten die meisten noch einen Nachmittagsschlaf (hellgrün). Im Alter von 4 bis 7 Jahren schläft nur noch ein Bruchteil der Kinder gelegentlich tagsüber (hellgrau).

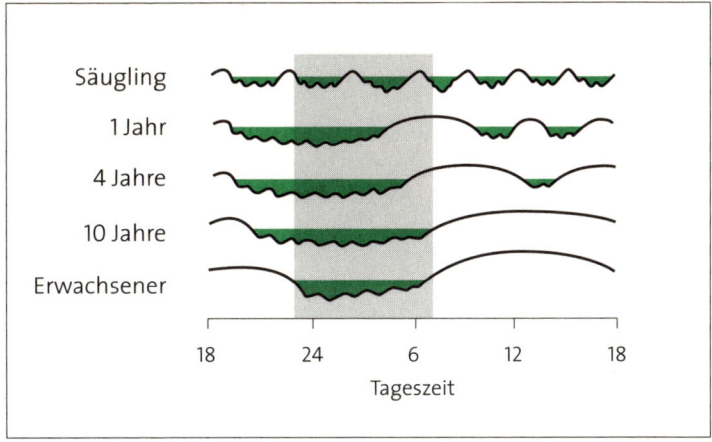

Abbildung 11: Der Schlaf beschränkt sich im Laufe der Entwicklung immer mehr auf die Nacht. Während er nach der Geburt noch polyphasisch (mehrphasisch) ist, wird er im Vorschulalter biphasisch (zweiphasisch) und später monophasisch (einphasisch). Schlafepisoden tagsüber kommen dann im höheren Alter wieder häufiger vor.

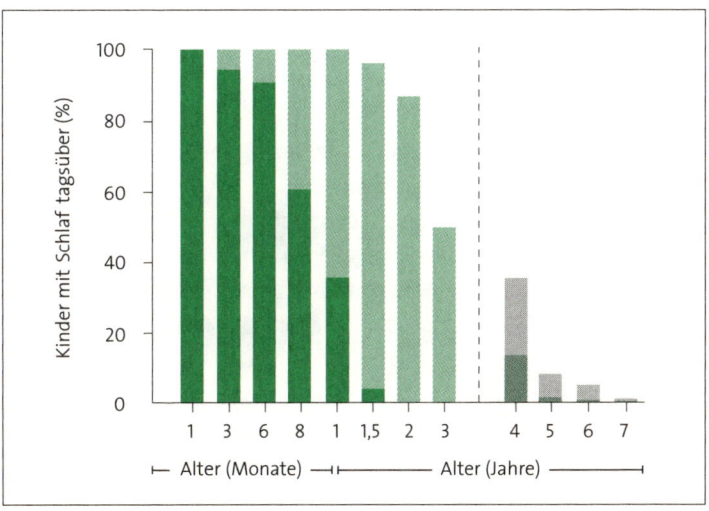

Dieses biphasische Schlafmuster verschwindet gewöhnlich nach Schuleintritt. Der polyphasische Schlaf des Neugeborenen geht also im Laufe der ersten sechs Lebensjahre in den monophasischen Schlaf über.

Eigenheiten des Schlafs im frühen Kindesalter

Während beim Erwachsenen der Anteil des REM-Schlafs am gesamten Schlaf 20 bis 25% beträgt, macht er nach der Geburt 50% aus. Der REM-Schlafanteil nimmt aber bereits in den ersten Lebensmonaten rapide ab und ist beim zwei bis drei Jahre alten Kleinkind bereits auf 25% des Gesamtschlafs abgesunken. Dieser Wert unterscheidet sich nicht mehr wesentlich vom Schlaf des Erwachsenen, wobei allerdings die Gesamtschlafdauer noch viel länger ist.

Der REM-Schlaf des Säuglings hat gewisse Ähnlichkeiten mit dem des Erwachsenen. Sporadisch treten rasche Augenbewegungen auf, die Willkürmuskulatur ist erschlafft, Atmung und Puls sind unregelmäßig. Anders als beim Erwachsenen unterscheidet sich allerdings das REM-Schlaf-EEG nur wenig vom Wach-EEG. Auch ist der REM-Schlaf des Säuglings von starker Körperaktivität begleitet: Arme und Beine bewegen sich immer wieder, ebenso die Gesichtsmuskeln. Bei Frühgeborenen ist die Bewegungsaktivität so ausgeprägt, dass sich der REM-Schlaf vom Wachzustand nur schwer unterscheiden lässt. In dieser frühen Entwicklungsphase spricht man daher von »aktivem Schlaf«, im Gegensatz zum »ruhigen Schlaf« ohne Augen- und Körperbewegungen, der dem Non-REM-Schlaf entspricht.

Auch im Ablauf der Schlafstadien lassen sich Besonderheiten feststellen: Bei Neugeborenen folgt auf den Wachzustand häufig unmittelbar der REM-Schlaf, was beim Erwachsenen ungewöhnlich ist.

In einer Längsschnittuntersuchung haben kürzlich in Zürich der Pädiater Oskar Jenni und der Schlafforscher Peter Achermann die Entwicklung des Schlafs im ersten Lebensalter untersucht. Die Abfol-

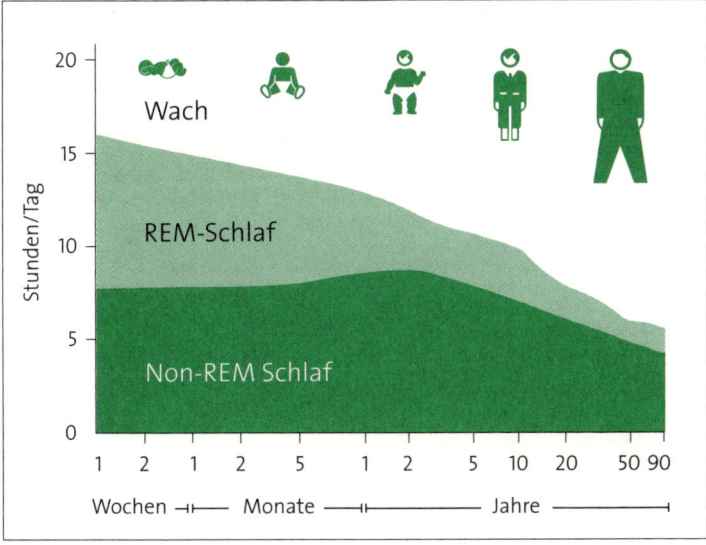

Abbildung 13: Der REM-Schlaf macht beim Neugeborenen die Hälfte des Gesamt-
schlafes aus, verringert sich aber schon im Laufe des ersten Lebensjahres drastisch.
Beim Erwachsenen beträgt der Anteil des REM-Schlafes am Gesamtschlaf noch
20–25%. Die Non-REM-Schlafzeit verändert sich hingegen nur wenig mit dem Alter. Die ermittelten Werte beruhen auf Befunden, die im Schlaflabor erhoben wurden. Es ist zu beachten, dass das Lebensalter logarithmisch dargestellt ist und mit
zunehmendem Alter immer gedrängter erscheint.

ge von aktivem und ruhigem Schlaf war bereits zwei Wochen nach
der Geburt vorhanden, nicht jedoch die für den Non-REM-Schlaf typischen Schlafspindeln. Diese traten erst im Alter von zwei Monaten
in Erscheinung. Beim Erwachsenen ist die langsamwellige Aktivität
ein Indikator der Schlafintensität und kann auch zur Beschreibung
der Schlafhomöostase herangezogen werden. Beim Kleinkind (zwei
bis neun Monate) zeigt sich interessanterweise im Laufe des Schlafs
keine Abnahme der langsamwelligen Aktivität. Hingegen tritt ein ei-
genartiges, alternierendes Muster auf: Eine Non-REM-Schlafepisode

mit hoher langsamwelliger Aktivität wird von einer Episode mit tiefer langsamwelliger Aktivität gefolgt. Obwohl der Verlauf der langsamwelligen Aktivität die Schlafhomöostase nicht widerspiegelt, ist sie in einem anderen Frequenzbereich des EEGs sichtbar: Die Theta-Aktivität (6,5–9 Hz) weist im Alter von sechs bis neun Monaten einen abnehmenden Trend im Laufe des Schlafs auf und scheint somit ein Marker der Schlafhomöostase zu sein.

Ein weiteres altersbedingtes Charakteristikum des Schlafs beim Kleinkind ist die Dauer des Non-REM – REM-Zyklus: Er beträgt ungefähr eine Stunde und ist somit viel kürzer als beim Erwachsenen (90–100 Minuten).

Schlaf im Alter

Der Schlaf verändert sich im Alter: Er wird oberflächlicher und seine Kontinuität nimmt ab. Erhebungen zeigen, dass Klagen über schlechten Schlaf mit zunehmendem Alter häufiger werden. Ältere Leute liegen oft lange ohne Schlaf im Bett, müssen nachts häufiger aufstehen, um auf die Toilette zu gehen oder erwachen schon in den frühen Morgenstunden, was scherzhaft als »senile Bettflucht« bezeichnet wird. Der schlechte Schlaf führt auch zu vermehrtem Gebrauch von Schlafmitteln.

EEG-Untersuchungen zeigen, dass die langsamwellige Aktivität, die für den Tiefschlaf bezeichnend ist, im Alter abnimmt. Der Tiefschlaf (Stadium 4) kommt bei älteren Personen kaum mehr vor und auch die Spindelaktivität ist im Alter vermindert. Die Schlafregulationsmechanismen und die zirkadiane Rhythmik der Schlaftendenz bleiben aber erhalten. Auch ältere Personen reagieren auf Schlafentzug mit einer Erhöhung der langsamwelligen Aktivität, die einer Intensivierung des Schlafs entspricht.

Oft wird der verminderte Nachtschlaf zumindest teilweise durch Tagesschlaf kompensiert. In einer von der Zürcher Schlafforscherin

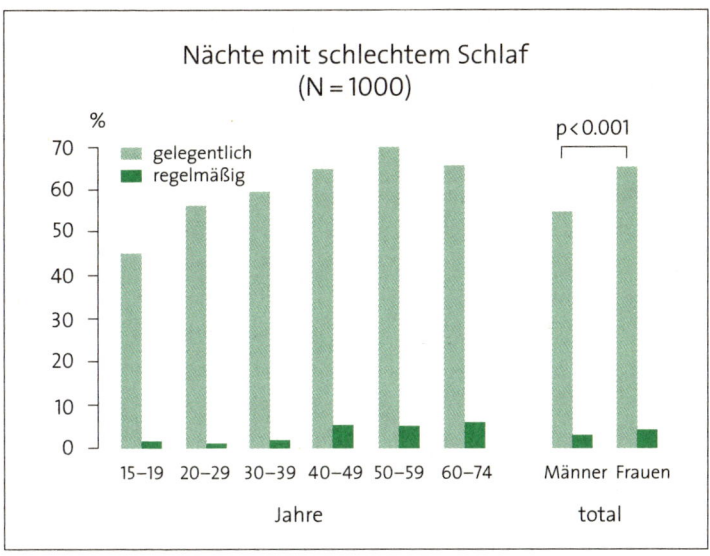

Abbildung 14: Im Alter nimmt die Häufigkeit von schlechten Nächten zu. Frauen klagen häufiger über schlechten Schlaf als Männer. Daten aus einer Umfrage bei tausend Erwachsenen (15 – 74 jährig).

Inge Strauch durchgeführten Umfrage in der Altersgruppe zwischen 65 und 83 Jahren gaben 60% der Befragten an, häufig oder regelmäßig einen Mittagsschlaf zu machen. Durch das Schlafen tagsüber wird aber der Schlafdruck nachts vermindert. Bei der Abklärung von möglichen Schlafstörungen sollte daher immer das gesamte »Schlafbudget« über 24 Stunden erfasst werden.

Das häufige Einnicken älterer Leute tagsüber und das wiederholte Aufwachen während der Nacht führen zu einem polyphasischen Schlafmuster, das mit dem Schlafmuster im frühen Kindesalter eine entfernte Ähnlichkeit aufweist. Mit zunehmendem Alter ist es offenbar nicht mehr so leicht, längere Zeit pausenlos wach zu bleiben bzw. mehrere Stunden ohne Unterbrechung zu schlafen.

Die Ursachen der verminderten Schlafqualität im Alter sind vielfältig. Einen Einfluss hat beispielsweise die altersbedingte Veränderung des Hormonhaushaltes. Die häufigen Schlafstörungen bei Frauen nach der Menopause könnten damit zusammenhängen.

Die Beziehungen zwischen Hormonsekretion und Schlaf lassen sich auch im Tierversuch erforschen. Beispielsweise kann die Maus verwendet werden, um Veränderungen der Schlafregulation und der Tagesrhythmik im Alter zu untersuchen, in welchem die normale weibliche Geschlechtstätigkeit (Östrus) nicht mehr vorhanden ist.

Bei der Beurteilung von Schlafstörungen im Alter muss auch das vermehrte Auftreten anderer Gesundheitsstörungen beachtet werden. Krankheiten wie schmerzhafte Gelenkveränderungen, Verdauungsstörungen, Atem- und Kreislaufprobleme sowie Depressionen treten im Alter vermehrt auf und können den Schlaf beeinträchtigen. Auch verschiedene Medikamente, die von älteren Leuten eingenommen werden, können als Nebenwirkung den Schlaf stören.

KURZ- UND LANGSCHLÄFER

Verteilung der Schlafdauer

In einer Ende der 70er Jahre des letzten Jahrhunderts in den USA durchgeführten Umfrage bei mehr als 800 000 Personen (Alter über 30 Jahre) wurde am häufigsten eine tägliche Schlafdauer von acht bis neun Stunden angegeben. Schlaf zwischen sieben und acht Stunden war etwas seltener. Vier von 1000 befragten Personen schliefen lediglich vier bis fünf Stunden und nur eine unter 1000 schlief weniger als vier Stunden. Auch Langschläfer (zehn Stunden und mehr) waren relativ selten. Diese und ähnliche Ergebnisse zeigen, dass der Schlafbedarf von erwachsenen Personen stark variiert. Neben den »Normalschläfern« gibt es kurz und lang schlafende Personen.

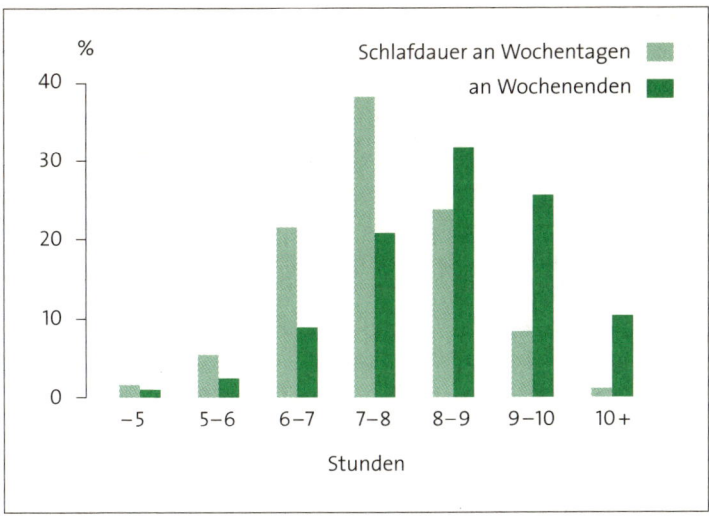

Abbildung 15: Die meisten der tausend befragten Erwachsenen (15–74 jährig) schlafen sieben bis neun Stunden. Das Maximum von sieben bis acht Stunden während Wochentagen verschiebt sich zu acht bis neun Stunden am Wochenende. Nur ein kleiner Anteil der Befragten schläft weniger als fünf Stunden oder mehr als zehn Stunden.

Schwankungen der Schlafdauer können auch bei ein und derselben Person auftreten. Äußere Umstände wie z.B. die Vorbereitungen auf eine Prüfung oder die Pflege einer kranken Person zwingen uns zuweilen, den Schlaf zu reduzieren. An Wochenenden oder im Urlaub haben wir dann Gelegenheit, den entgangenen Schlaf nachzuholen. Auch Stimmungsschwankungen können zu veränderter Schlafdauer führen.

Kann man den Schlaf beliebig verkürzen?

Im modernen Leben wird der Schlaf oft als verlorene Zeit betrachtet. Müsste man weniger schlafen, so könnte man viel mehr erledigen und wäre somit leistungsfähiger. Personen, die mit wenig Schlaf auskommen, werden von den »Normalschlafenden« oft mit Neid betrachtet. Die Frage stellt sich damit, inwieweit man den Schlaf ohne Nachteile reduzieren kann.

In den 70er Jahren des letzten Jahrhunderts ist eine kalifornische Forschergruppe unter Leitung von Laverne Johnson dieser Frage nachgegangen. Vier junge Paare nahmen am Versuch teil. Bei drei Paaren betrug die Schlafdauer acht Stunden pro Nacht. Das vierte Paar schlief nur sechseinhalb Stunden. Die Teilnehmenden nahmen sich vor, ihren Schlaf allmählich auf fünfeinhalb Stunden oder weniger zu reduzieren. Alle zwei bis drei Wochen gingen sie eine halbe Stunde später zu Bett, behielten indessen die Aufstehzeit konstant. Nachdem sie auf diese Weise ihre kürzeste Schlafzeit erreicht hatten, behielten sie diese einen Monat lang bei und schliefen in den folgenden zwei Monaten wieder 30 Minuten länger. Die Ergebnisse zeigten folgendes: Die drei Paare mit der Normalschlafdauer von acht Stunden vermochten ihren Schlaf auf fünf und viereinhalb Stunden zu reduzieren. Das Paar mit der Normalschlafdauer von sechseinhalb Stunden reduzierte den Schlaf auf fünf Stunden. Während der letzten sechs Monaten des Experiments war es den Versuchsteilnehmern freigestellt, ihre Schlafdauer nach eigenem Gutdünken festzulegen. Interessanterweise behielten alle Normalschläfer eine verkürzte Schlafdauer bei, die mit 5,5–7,3 Stunden (Mittelwert 6,4 Stunden) deutlich unter dem Ausgangswert lag. Nur das Kurzschläferpaar zog es vor, wieder zu den gewohnten sechseinhalb Stunden zurückzukehren. Die Ergebnisse zeigen, dass Normalschläfer eine willkürliche Schlafreduktion um ein bis zwei Stunden während längerer Zeit vornehmen können. Die Frage interessierte indessen, wie sich die Teilnehmenden während des Versuchs fühlten und wie sich das Experiment auf die Leistungsfähigkeit auswirkte. Die Normalschläfer hatten bereits bei einer Reduktion der Schlafdauer auf unter sechseinhalb Stunden Mühe, morgens aufzustehen und klagten über Müdigkeit. Mit fortschreitender Schlafreduktion verpassten sie morgens häufiger die vorgesehene Aufwachzeit und hatten auch ein größeres Bedürfnis tagsüber zu schlafen. Die übermäßige Müdigkeit war schließlich der ausschlaggebende Faktor, die Schlafzeit nicht weiter herabzusetzen. Die mittels verschiedener Tests gemessene Leistungsfähigkeit wurde durch die Schlafverkürzung nicht signifikant beeinträchtigt.

Personen, die kurz schlafen, sind für die Schlafforschung besonders interessant, da bei ihnen der Erholungsvorgang im Schlaf in einer kurzen Zeit erfolgt. Behauptungen über besonders kurzen oder völlig fehlenden Schlaf bedürfen allerdings einer sorgfältigen Überprüfung. Oft handelt es sich dabei um Täuschungen oder Selbsttäuschungen. Zu den überprüften Fällen von extremem Kurzschlaf gehören zwei gesunde 30- und 54-jährige Männer, die behaupteten, nicht mehr als drei Stunden pro Nacht zu schlafen. Beide führten ein aktives Berufsleben und machten den Eindruck von tatkräftigen Menschen. Die 6 bis 7 im Schlaflabor registrierten Nächte ergaben tatsächlich eine Schlafzeit von weniger als drei Stunden Schlaf pro Nacht. Der Tiefschlaf (Stadium 3 und 4) machte dabei 50% der Schlafzeit aus, der REM-Schlaf betrug rund 25% der Schlafzeit.

Über einen noch extremeren Fall von Kurzschlaf berichteten der englische Schlafforscher Ray Meddis und seine Mitarbeitenden. Eine 70-jährige pensionierte Krankenschwester gab an, mit nur einer Stunde Schlaf pro Nacht auszukommen. Sie verbringe ihre Nachtzeit mit Schreiben und Malen. In zwei Versuchsserien wurde sie während jeweils drei bzw. fünf Tagen im Schlaflabor untersucht. Man begleitete sie tagsüber, um auszuschließen, dass sie schlief. Auch in dieser Untersuchung bestätigte die Registrierung den extremen Kurzschlaf. Der Tiefschlaf nahm wiederum fast die Hälfte der Schlafzeit ein, was bei einer Person dieses Alters äußerst ungewöhnlich ist. Im Bericht wird betont, die Kurzschläferin sei während der beiden Versuchsserien bei bester Laune gewesen und es seien auch keinerlei Schlafentzugserscheinungen aufgetreten.

Wie reagieren Kurz- und Langschläfer auf Schlafentzug?

Der an der Harvard Medical School tätige Schweizer Schlafforscher Daniel Aeschbach hat zusammen mit seinen Mitarbeitenden in den letzten Jahren systematisch die Regulationsvorgänge bei Kurz- und Langschläfern untersucht. Als Kurzschläfer wurden junge, gesunde Versuchspersonen definiert, die weniger als sechs Stunden schliefen, als Langschläfer solche, die mehr als neun Stunden schliefen. Eine erste Frage war, ob sich die homöostatischen Schlafregulationsmechanismen zwischen den beiden Gruppen unterscheiden. Sowohl die Kurzschläfer wie die Langschläfer wurden nach einer Kontrollnacht einem 36-stündigen Schlafentzug unterzogen, wonach zwei Erholungsnächte registriert wurden. Das Hauptaugenmerk richtete sich auf die langsamwellige Aktivität, da diese Aufschluss über die Non-REM-Schlafintensität gibt und sich durch sie auch die Dynamik von Prozess S verfolgen lässt. Eine Annahme war, dass die Kurzschläfer, die ohnehin schon wenig schliefen, bei einem totalen Schlafentzug viel stärker reagieren würden als die Langschläfer. Das Gegenteil war der Fall. Die durch den Schlafentzug ausgelöste Erhöhung der langsamwelligen Aktivität im EEG war bei den Kurzschläfern weniger ausgeprägt als bei den Langschläfern. Mit anderen Worten reagierten die Langschläfer viel heftiger auf Schlafentzug als die Kurzschläfer. Dies zeigte sich nicht nur anhand des Schlaf-EEGs, sondern auch in der subjektiven Schläfrigkeit. Die Langschläfer erwiesen sich als weniger tolerant gegenüber Schlafentzug als die Kurzschläfer. Dieser Befund lässt sich dadurch erklären, dass Prozess S bei Kurzschläfern auf einem höheren Niveau oszilliert als bei Langschläfern. Da dadurch die Distanz zur oberen Asymptote kleiner wird, ist auch der Anstieg nach Schlafentzug bei den Kurzschläfern kleiner. Die Voraussagen des Modells wiesen eine sehr gute Übereinstimmung mit den erhobenen Daten auf.

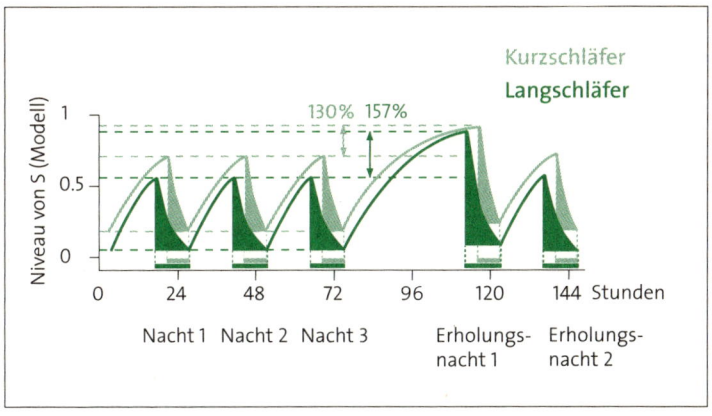

Abbildung 16: Im Modell wird Prozess S bei Kurz- und Langschläfern vor und nach Schlafentzug verglichen. Die dynamischen Eigenschaften von Prozess S sind identisch, hingegen leben Kurzschläfer unter einem höheren Schlafdruck als Langschläfer. Das Niveau von S ist bei Kurzschläfern zur Bettgehzeit und beim Aufwachen höher. Die Prozentangaben in der Abbildung beziehen sich auf das Niveau von S zur Einschlafzeit in der ersten Erholungsnacht im Vergleich zur normalen Einschlafzeit (100%). Da Prozess S bei Kurzschläfern auf einem höheren Niveau oszilliert, ist bei ihnen der prozentuale Anstieg nach Schlafentzug kleiner (130%) als bei Langschläfern (157%). Langschläfer reagieren somit stärker auf Schlafentzug.

Der Befund, dass sich die Kinetik des homöostatischen Vorganges (Prozess S) bei Kurz- und Langschläfern nicht unterscheidet, wird durch neuere Untersuchungen gestützt: Aeschbach und Mitarbeitende des NIH zeigten in einer Nachfolgeuntersuchung, dass die Gruppe der Kurzschläfer auch im Wach-EEG Unterschiede aufwies. Diese betrafen die so genannte Theta-Aktivität, ein Frequenzband, das einen Marker der homöostatischen Schlafregulation im Wachen darstellt. Allerdings wurde auch eine permanente Veränderung in dieser Komponente festgestellt, die sich nicht durch Schlaf ausgleichen ließ und somit entweder auf eine chronische Veränderung bei den Kurzschläfern oder auf einen genetischen Faktor hinweist. Schließlich zeigte die gleiche Arbeitsgruppe in ihrer neuesten Arbeit, dass die so genannte biologische Nacht bei den Langschläfern länger ist als bei Kurzschläfern, was auch auf Unterschiede in der zirkadianen Regulation der Schlaf-Wach-Rhythmik hinweist.

Zusammenfassend zeigen diese eingehenden Untersuchungen, dass grundlegende Vorgänge der Schlafregulation sowohl bei Kurz- als auch bei Langschläfern in gleicher Weise ablaufen und somit nicht erklären können, weshalb Kurzschläfer mit einigen Stunden weniger Schlaf auskommen als Langschläfer. Noch unbekannte Faktoren – möglicherweise dieselben, die für die Toleranz gegenüber Schlafentzug verantwortlich sind – könnten hier eine wesentliche Rolle spielen.

TRÄUMEN

REM-Schlaf und Traum

Wenige Jahre nach der Entdeckung des REM-Schlafs erkannte man, dass beim Erwachen aus diesem Schlafstadium häufig über Träume berichtet wird. Weckungen aus dem REM-Schlaf wurden in experimentellen Studien oft verwendet, um Traumberichte zu erhalten. Lange Zeit wurde dieses Schlafstadium daher als »Traumschlaf« bezeichnet. Diese Bezeichnung ist allerdings nicht richtig, da Träume auch im Non-REM-Schlaf vorkommen. Jedoch scheint man sich nach dem Erwachen aus dem REM-Schlaf besser an Träume erinnern zu können als nach dem Erwachen aus dem Non-REM-Schlaf. Träume kommen also in allen Schlafstadien vor und es wird nachts viel mehr geträumt, als nach dem Erwachen erinnert wird. Trotzdem werden auch heute noch Arbeiten veröffentlicht, in denen spezifische Eigenschaften des REM-Schlafs mit der Entstehung von Träumen in Zusammenhang gebracht werden. Solche zweifelhaften Interpretationsversuche umfassen sowohl neurophysiologische Studien als auch Untersuchungen mit bildgebenden Verfahren.

Auch neuere neuropsychologische Befunde des Traumforschers Mark Solms weisen darauf hin, dass der REM-Schlaf nicht notwendigerweise mit Träumen verbunden ist. So können einerseits Läsionen des Brückenhirns mit einem Verlust von REM-Schlaf einhergehen, ohne dass die Fähigkeit des Träumens verloren ginge. Andererseits können Läsionen im Vorderhirn einen vollständigen »Traumverlust« zur Folge haben, ohne dass der REM-Schlaf verloren ginge.

Traumforschung

Träume und Schlaf sind eng miteinander verbunden. Trotzdem sind Schlafforschung und Traumforschung zwei unterschiedliche Forschungsgebiete. Die experimentelle Traumforschung ist in der letzten Zeit zu einer eigenen wissenschaftlichen Disziplin geworden. Sie nahm mit der Entdeckung des REM-Schlafs in den 60er Jahren des 20. Jahrhunderts einen großen Aufschwung.

Was sind eigentlich Träume? Im Vordergrund stehen ihre phantastischen Eigenschaften: Im Traum befinden wir uns in fernen Ländern, Personen erscheinen, die wir schon längst nicht mehr gesehen haben oder die vielleicht schon verstorben sind, wir tun Dinge, die im Wachzustand niemals möglich wären. Das Raum-Zeit-Gefüge ist gelockert. Ein weiteres Charakteristikum von Träumen ist ihr zwingender Charakter. Der amerikanische Schlafforscher Allan Rechtschaffen hat die Eingleisigkeit der Träume betont. Damit meinte er die Abgeschlossenheit der Traumwelt. Im Traum sind wir dem Erlebten unmittelbar ausgesetzt und haben keine Möglichkeit, darüber nachzudenken oder das Erlebte kritisch zu werten. Dies hat auch zur Folge, dass unglaubliche Begebenheiten ohne Überraschung hingenommen werden.

Systematische Untersuchungen von Träumen haben gezeigt, dass entgegen der allgemeinen Annahme die Mehrzahl der Träume banal und uninteressant ist. Bizarre und phantastische Situationen bilden die Ausnahme. Träume haben aber auch mehr negative als positive Inhalte. Misserfolg und Versagen sind häufiger als glückliche Ausgänge und Erfolg. Aggression ist häufiger als freundliche Kontakte. Bei allen emotionalen Begebenheiten sind die begleitenden Gefühle jedoch gedämpft und entsprechen keineswegs der Dramatik der Situation.

Der amerikanische Traumforscher David Foulkes hat mehrere größere Untersuchungen durchgeführt, um die Entstehung von Traumberichten im Kindesalter zu erforschen. Bei der Altersklasse der Drei- bis Vierjährigen waren in der Regel nur kurze Traumberichte zu erhalten. Oft ging es um Spiele in bekannter Umgebung und häufig erschienen Tiere im Traum. Bei den Fünf- bis Sechsjährigen waren die Traumberichte wesentlich länger. Es war auch mehr Bewegung und Aktivität in den Träumen enthalten, die Personen im Traum stellten vor allem Familienmitglieder und Bekannte dar. Die freundlichen und gut ausgehenden Träume waren interessanterweise bei Mädchen häufiger als bei Buben. Bei den sieben- bis achtjährigen Kindern waren diese Geschlechtsunterschiede nicht mehr nachweisbar. Im frühen Schulalter (neun bis zwölf Jahre) wurde der oder die Träumende häufiger selbst die handelnde Person. Die Traumbegebenheiten spielten sich zu Hause, im Freien oder in der Schule ab. Die im Traum auftretenden Personen waren Familienmitglieder oder Spielkameraden. Inge Strauch führte in Zürich ebenfalls mehrere bahnbrechende Längsschnitt-Untersuchungen über Träume vom Kindes- bis zum Erwachsenenalter durch.

Schon seit langem diskutierte man die Frage, ob die Zeit im Traum der wirklichen Zeit entspricht oder ob sich Traumerlebnisse in Sekundenbruchteilen abspielen. Eine solche These wurde durch Traumberichte unterstützt, wie jenem von Maury, der von Sigmund Freud folgendermaßen beschrieben wird:

»Er (Maury) war leidend und lag in seinem Zimmer zu Bett; seine Mutter saß neben ihm. Er träumte nun von der Schreckensherrschaft zur Zeit der Revolution, machte greuliche Mordszenen mit und wurde dann endlich selbst vor den Gerichtshof zitiert. Dort sah er Robespierre, Marat, Fouquier-Tinville und alle die traurigen Helden jener gräßlichen Epoche, stand ihnen Rede, wurde nach allerlei Zwischenfällen, die sich in seiner Erinnerung nicht fixierten, verurteilt und dann von einer unübersehbaren Menge begleitet auf den Richtplatz geführt. Er steigt aufs Schafott, der Scharfrichter bindet ihn aufs Brett; es kippt um; das Messer der Guillotine fällt herab; er fühlt, wie sein Haupt vom Rumpfe getrennt wird, wacht in der entsetzlichsten Angst auf – und findet, dass der Bettaufsatz herabgefallen war und seine Halswirbel, wirklich ähnlich wie das Messer einer Guillotine, getroffen hatte.«

Aus diesem Bericht könnte man vermuten, dass das äußere Ereignis, das den Traum ausgelöst hat, innerhalb von Sekundenbruchteilen und gleichsam rückwirkend den Traum beeinflusst hätte. Heute gibt es kaum Hinweise für eine solche These.

Träume treten nicht nur während des Schlafes, sondern auch beim Einschlafen und Aufwachen auf. Robert Musil beschreibt in den Tagebüchern das Hin und Her zwischen der Gedanken- und Traumwelt beim Erwachen: »Traumdenken. Frühmorgens wieder an mir beobachtet, leider das meiste vergessen. Es ist halb geträumt, halb gedacht. Geträumt, aber nicht ohne willentliche oder tagartige Leitung.

Es war irgend etwas mit Nikotin. Ich war wach geworden und hatte unter irgendeinem physiologischen Eindruck mich mit der Absicht beschäftigt, einen Tag wenig zu rauchen. Dann glitt das wieder in den Halbschlaf zurück, und dann, plötzlich wieder klar geworden, scheinbar von dem Interesse selbst geweckt, wollte ich mir etwas merken. Es war ein fürchterliches Wort für Nikotinwirkung; Stunden danach ist mir nur die Vorstellung eines aus Drähten oder Fäden bestehenden Körpermodells, wie im Geometrieunterricht, in Erinnerung, von dem wohl das Gehirn durchsetzt war, und ein Wort dafür, das von furchtbarer Eindringlichkeit war.

Ich glaube, schon die erste Erinnerung daran war nicht anders; ich erwischte nur noch den Schwanz oder das Kielwasser, wie ich das kenne.«

Eine Grundfrage der Traumforschung ist, ob Träume lediglich als Nebenprodukte von Hirnaktivitäten oder Körpertätigkeiten zu verstehen sind oder ob ihnen eine andere Zweckmäßigkeit innewohnt. Auf besondere Weise äußerte sich Immanuel Kant zu dieser Frage:

»So würde ich fragen, ob nicht die Träume (ohne die niemals der Schlaf ist, ob man sich gleich nur selten derselben erinnert) eine zweckmäßige Anordnung der Natur sein mögen, indem sie nämlich bei dem Abspannen aller körperlichen bewegenden Kräfte dazu dienen, vermittelst der Einbildungskraft und der großen Geschäftigkeit derselben (die in diesem Zustand mehrenteils bis zum Affecte steigt) die Lebensorgane innigst zu bewegen: so wie sie auch bei überfülletem Magen, wo diese Bewegung desto nöthiger ist, im Nachtschlafe gemeiniglich mit desto mehr Lebhaftigkeit spielt; und daß ohne diese innerlich bewegende Kraft und die ermüdende Unruhe, worüber wir die Träume anklagen (die doch in der That vielleicht Heilmittel sind), der Schlaf selbst im gesunden Zustande, wohl gar ein völliges Erlöschen des Lebens sein würde.«

Einen gegensätzlichen Ansatz enthalten die vielen Traumbücher, welche sich als Grundlage der Traumdeutung anpreisen. Eines der berühmtesten Traumbücher stammt von Artemidorus aus dem 2. Jahrhundert nach Christus. Hier wird eine direkte Übersetzung von Traumsymbolen angeboten. Beispielsweise bedeutet demnach ein im Traum vorkommender Fuß einen Sklaven, ein Kopf den Vater. Aber auch auf die Bedeutung für die Zukunft wird in diesem Buch hingewiesen: ein Delphin im Wasser ist ein gutes Omen, ein Delphin auf dem Land ein schlechtes. In seinem grundlegenden Werk Die Traumdeutung hat Sigmund Freud die These vertreten, dass *Trauminhalte* nicht nur eine offensichtliche, manifeste Seite hätten, sondern zusätzlich noch einen versteckten und latenten Aspekt. Um diesen zu erfassen, bedürfe es persönlicher Informationen über den Träumenden oder die Träumende. Der Traum wird also gleichsam als eine Bildersprache angesehen, deren Regeln von der gesprochenen Sprache abweichen. Traumelemente stehen mit anderen Gedankeninhalten in Verbindung. Entsprechend des Freud'schen Ansatzes können diese Zusammenhänge mit dem Verfahren aufgedeckt werden, das man freie Assoziation nennt. Traumarbeit, Verdichtung, Verschiebung sind wichtige Konzepte in der Freud'schen Trauminterpretation. David Foulkes hat den Ansatz von Sigmund Freud in seinem Buch *Die Grammatik der Träume* weitergeführt. Er hat eine Methode entwickelt, um die hinter dem manifesten Trauminhalt verborgenen latenten Strukturen aufzudecken. Wie Freud fasst er den Traum als eine sinnvolle Sprache der Psyche auf. So lautet ein bekannter Ausspruch Freuds: »Die Traumdeutung aber ist die Via Regia (der Königsweg) zur Kenntnis des Unbewußten im Seelenleben.«

SCHLAFSTÖRUNGEN UND STÖRUNGEN DES WACHSEINS

Insomnie

Die meisten Menschen haben gelegentlich Schlafstörungen. Diese können sich in verschiedener Weise äußern: als Schwierigkeit einzuschlafen, als unruhiger und oberflächlicher Schlaf mit häufigem nächtlichem Erwachen und als vorzeitiges Erwachen morgens. Leichte und gelegentliche Schlafstörungen können verschiedene Ursachen haben. Starke Gemütsbewegungen (z.B. Ärger bei der Arbeit, Freude über ein unerwartetes Ereignis) können den Schlaf stören. Zuweilen sind es auch Gedanken und Probleme, die im Kopf kreisen und einen nachts nicht zur Ruhe kommen lassen. Es gibt Leute, die auf eine ungewohnte Umgebung beim Reisen oder in den Ferien mit

Schlafstörungen reagieren und einige Zeit benötigen, bis sie wieder ihren normalen Schlaf gefunden haben. Leichte Erkrankungen, wie Erkältung, Husten oder Schmerzen können ebenfalls den Schlaf stören. Bei all diesen gelegentlichen und leichten Schlafstörungen ist eine Therapie nicht notwendig, denn der gute Schlaf stellt sich in der Regel von selbst wieder ein (**Schlafhygiene**).

S. 89

Von diesen leichten und gelegentlichen Schlafstörungen sind plötzlich auftretende schwere Schlafstörungen sowie länger dauernde Schlafstörungen zu unterscheiden. Diese sind von medizinischer Bedeutung und sollten ärztlich abgeklärt werden (**Verhaltenstherapie bei chronischer Insomnie**).

S. 91

Häufige Ursachen für chronische Schlafstörungen sind psychische Erkrankungen, die sich beispielsweise in Angstzuständen äußern. Auch Depression ist häufig von gestörtem Schlaf begleitet. Schlafstörungen können ein Frühsymptom einer depressiven Erkrankung sein.

In allen Fällen müssen auch störende, externe Einflüsse in Betracht gezogen werden. So kann der Schlaf durch übermäßigen Koffein- und Alkoholgenuss beeinträchtigt werden. Es sollte auch abgeklärt werden, ob den Schlaf störende Medikamente eingenommen werden. Bei den körperlichen Ursachen ist das Restless-Legs-Syndrom (RLS, unruhige Beine) zu erwähnen, das häufig zu Schlafstörungen führt.

Der Schlaf ist Teil eines biologischen Rhythmus. Deshalb ist es auch wichtig, wann man schläft. Schichtarbeitende sind oft genötigt, ihren Schlaf auf ungewohnte Tageszeiten zu verlegen. Dadurch kann der Schlaf beeinträchtigt werden, da die zirkadiane Schlafbereitschaft während der normalen Wachzeit reduziert ist. Personen, die tagsüber schlafen müssen, werden oft durch Licht und Lärm gestört. Der Jetlag als Folge von Flugreisen über mehrere Zeitzonen hinweg äußert sich häufig als Schlafstörung nachts und als Vigilanzstörung tagsüber. Er ist die Folge der Verschiebung der zirkadianen Rhythmik gegenüber der externen Zeit.

Tagesschläfrigkeit

Erhöhte Tagesschläfrigkeit (Hypersomnie) führt zu Störungen des Wohlbefindens und der Leistungsfähigkeit. Sie tritt als Folge eines akuten oder chronischen Schlafmangels auf, kann aber auch Ausdruck einer Störung des Schlaf-Wach-Rhythmus sein. Personen mit erhöhter Tagesschläfrigkeit nicken beim Lesen oder Fernsehen ein. Oft schlafen sie auch während öffentlicher Veranstaltungen (im Theater oder bei einem Vortrag) ein. Viele Leute, die unter erhöhter Tagesschläfrigkeit leiden, nehmen das Problem selbst gar nicht wahr. Dies kann während der Arbeit und ganz besonders auch im Straßenverkehr zu einer großen Gefahr werden. Ein beträchtlicher Teil der Verkehrsunfälle (schätzungsweise rund 20%) erfolgen wegen Einschlafens am Steuer. Eine erhöhte Schlaftendenz und kleine Mengen von Alkohol können sich potenzieren (**Risiken des Schlafmangels**). S. 93

Eine der oft lange Zeit nicht erkannten Ursachen von übermäßiger Tagesschläfrigkeit ist die Schlafapnoe. Unter Schlafapnoe versteht man wiederholte Atemunterbrüche während des Schlafes, die jeweils kurze Aufwachreaktionen auslösen. Sie beeinträchtigen die Erholungsfunktion des Schlafes und führen zu erhöhter Tagesschläfrigkeit. Das obstruktive Schlafapnoe-Syndrom entsteht durch einen Verschluss der Atemwege infolge einer Muskelentspannung des Gaumens und der Zunge im Schlaf. Vermehrte Einlagerungen von Fett in den Halsweichteilen, oft als Folge von Übergewicht, oder Veränderungen der Kieferstruktur können diese Störung begünstigen. Wenn die Atemwege in den Schlafapnoe-Episoden längere Zeit verschlossen sind, kommt es schließlich zu einem plötzlichen explosiven Einatmen, welches von lautem Schnarchen begleitet ist. Die wiederholten Atemunterbrüche können zu verminderter Sauerstoffsättigung im Blut führen, was sich auf den Kreislauf negativ auswirken kann. Die Folge ist ein erhöhtes Risiko für hohen Blutdruck, Herzin-

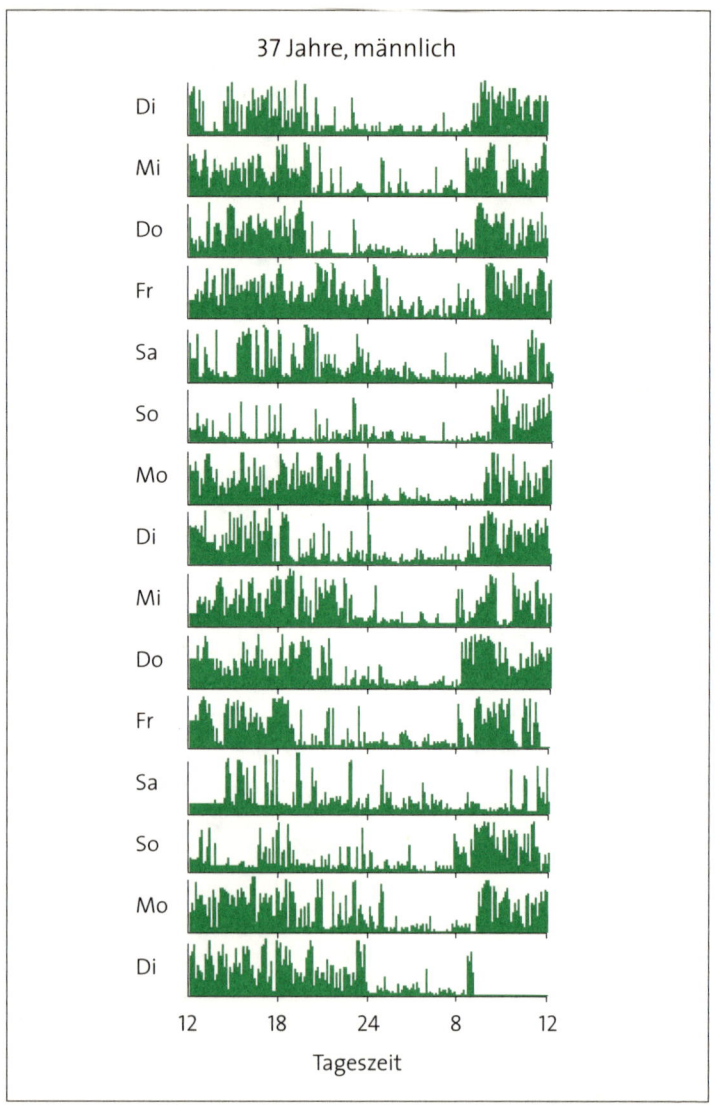

37 Jahre, männlich

Tageszeit

farkt und Schlaganfall. Alkoholgenuss vor dem Schlafengehen kann die Tendenz zu Schlafapnoe-Episoden verstärken.

Eine sehr wirksame Behandlung des Schlafapnoe-Syndroms ist die Überdruckbeatmung (*continuous positive airway pressure*, CPAP). Während des Schlafens muss eine Mund und Nase bedeckende, leichte Maske getragen werden. Über sie wird bei jedem Einatmen ein schwacher Luftstrom in die Atemwege geleitet und dadurch der Verschluss der Atemwege verhindert. Bei Verdacht auf Schlafapnoe muss unbedingt ein Arzt oder eine Ärztin konsultiert werden.

Narkolepsie

Die Narkolepsie ist durch unwiderstehliche Einschlaf-Attacken tagsüber gekennzeichnet. Sie ist eine seltene Erkrankung (Vorkommen ca. ein Fall pro 1000 Personen) und beginnt häufig bereits in der Jugend. Neben den Einschlaf-Attacken können so genannte kataplektische Attacken auftreten. Sie äußern sich in kurzdauernder Muskelerschlaffung und Kraftverlust der Haltemuskulatur von Kopf, Armen und Beinen. Kataplexie wird auch durch starke Emotionen (Lachen, Freude, Ärger) ausgelöst. Das Bewusstsein bleibt dabei erhalten. Ein weiteres Symptom der Narkolepsie sind hypnagoge Halluzinationen; es handelt sich dabei um Traumerlebnisse während des Einschlafens, die jedoch subjektiv als real wahrgenommen werden. Schließlich können auch Schlaflähmungen auftreten: kurze Episoden nach dem

Abbildung 17: Ruhe-Aktivitäts-Rhythmus eines Apnoepatienten, der während zwei Wochen kontinuierlich aktometrisch registriert wurde. Waagerechte Linien entsprechen je einem Tag (von 12 Uhr bis anderntags 12 Uhr). Die grünen Kurven geben das Ausmaß der Aktivität an (arbiträre Einheiten). Die nächtlichen Schlafepisoden weisen eine ungewöhnlich hohe Aktivität auf, die die wiederholten Aufwachperioden widerspiegelt. An Wochenenden ist die Aktivität tagsüber tief. Der Patient kompensiert anscheinend durch vermehrte Ruhe- und Schlafepisoden am Tage den Schlafverlust nachts.

Obstruktive Schlafapnoe: Schema

a)

Mundhöhle
Nasenhöhle
Zunge
Luftröhre
Weicher Gaumen
Zäpfchen

b)

Mundhöhle
Nasenhöhle
Zunge
Luftröhre
Weicher Gaumen
Zäpfchen

Abbildung 18: Bei normaler Atmung (a) tritt die Luft durch die Nase ein und strömt über die Bronchien in die Lunge. Bei der obstruktiven Schlafapnoe (b) verschließen sich die oberen Atemwege. Nach zehn oder mehr Sekunden erwacht der Patient und nimmt die normale Atmung mit einem lauten Schnarchgeräusch wieder auf. Das wiederholte Aufwachen in der Nacht führt zu erhöhter Tagesschläfrigkeit. Die reduzierte Atemtätigkeit kann eine erniedrigte Sauerstoffsättigung im Blut bewirken.

Erwachen oder kurz vor dem Einschlafen, bei denen man unfähig ist, sich zu bewegen. Die erhöhte Einschlafneigung ist oft das erste und alleinige Symptom der Narkolepsie. Oft wird die Krankheit über längere Zeit nicht diagnostiziert. Die unwiderstehlichen Einschlaf-Attacken und die plötzlichen Schwächeanfälle können den Patienten oder die Patientin jedoch ernsthaft gefährden. Daher erfordert die Narkolepsie eine ärztliche Behandlung, die oft mit Hilfe von Medikamenten (Stimulantien, Antidepressiva) durchgeführt wird.

Schlafwandeln

Das Schlafwandeln ist ein merkwürdiger und rätselhafter Zustand, in welchem Schlafen und Wachen in paradoxer Art verknüpft scheinen. Die Intensität und Dauer von Schlafwandel-Ereignissen können sehr unterschiedlich sein. Bei kurzen Episoden sitzt die betroffene Person lediglich im Bett auf, murmelt einige meist unverständliche Worte und legt sich sogleich wieder hin. Bei längeren Episoden steigt sie aus dem Bett, geht im Zimmer umher oder zieht sich sogar an. Die Augen sind dabei gewöhnlich offen, der Gesichtsausdruck ist starr. Während des Schlafwandelns ist das Sehvermögen offenbar vorhanden, denn Möbeln oder anderen Hindernissen weicht man aus. Morgens erinnert man sich nicht an die nächtlichen Schlafwandel-Episoden. Registrierungen im Schlaflabor zeigen, dass Schlafwandeln im Tiefschlaf (Stadium 3 und 4) beginnt. Dieses Schlafstadium bleibt bei kurzen Episoden erhalten, während sich bei längeren Episoden

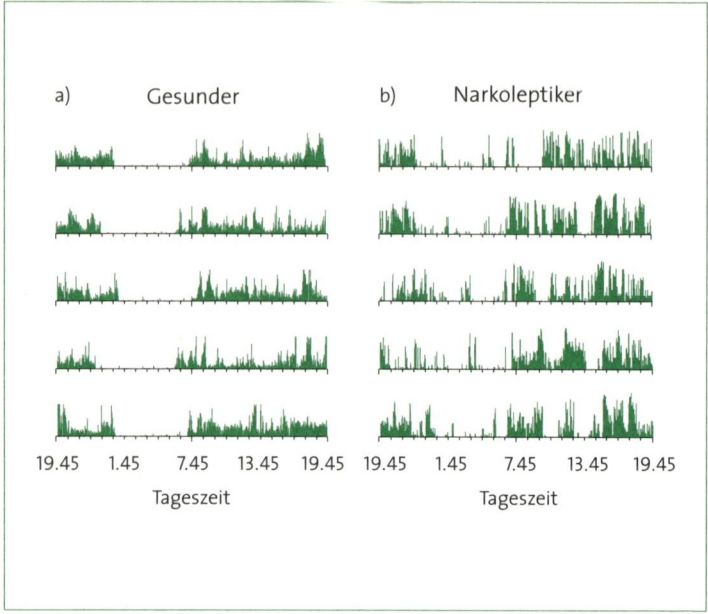

Abbildung 19: Narkolepsiepatienten leiden unter unwiderstehlichen Schlafanfällen tagsüber und nächtlichen Schlafstörungen. Waagerechte Linien entsprechen je einem Tag (von 19.45 Uhr bis anderntags 19.45 Uhr). Die grünen Kurven geben das Ausmaß der Aktivität an (arbiträre Einheiten). Im Vergleich zum Gesunden ist der aktometrisch erfasste Ruhe-Aktivitäts-Rhythmus des Narkolepsiepatienten tagsüber immer wieder durch kürzere Schlafperioden unterbrochen. Die nächtliche Schlafstörung widerspiegelt sich in der erhöhten Aktivität nachts. (Aus einer Untersuchung in Zusammenarbeit mit PD Dr. A. Wettstein.)

das EEG in Richtung Einschlaf- oder Wach-EEG ändert. Bei Kindern kommt das Schlafwandeln häufiger vor als bei Erwachsenen. Es ist eine harmlose Schlafstörung, doch ist die Unfallgefahr im Auge zu behalten. Es ist schon vorgekommen, dass schlafwandelnde Personen aus dem Fenster gestürzt sind - vermutlich weil sie es für die Türe gehalten hatten.

Nächtlicher Bruxismus (Zähneknirschen im Schlaf)

Dieses Phänomen kommt durch die halb bewusste Kontraktion der Kiefermuskulatur zustande, welche auch im Wachen zu beobachten ist. In der Nacht ist Bruxismus begleitet von Knirsch- oder Klappgeräuschen, welche durch die Zähne verursacht werden. Diese Störung ist recht verbreitet. Oft wird sie vom Zahnarzt oder der Zahnärztin aufgrund einer abnormen Abnutzung der Zähne erkannt. Auch Schmerzen im Kieferbereich können einen Hinweis auf diese Störung geben. Auffällig wird dieses Symptom für den Bettpartner oder die Bettpartnerin, welche diese während des Schlafes auftretenden Geräusche wahrnehmen. Betroffene selbst erfahren meist nur durch fremde Hinweise, dass bei ihnen diese Störung vorliegt. Sie tritt bereits bei Kindern auf und dauert gemäß einer Studie in 35% der Fälle bis ins erwachsene Alter an.

Für die Entstehung der Störung gibt es verschiedene Hypothesen, aber keine schlüssige Erklärung. So wird etwa vermutet, der Bruxismus entstehe durch einen peripheren Einfluss, der mit einer Störung der Zahnokklusion verbunden sei. Ein anderer Erklärungsversuch betrifft psychosoziale Komponenten, die für diese Störung verantwortlich gemacht werden und mit Stresszuständen und Angst zusammenhängen sollen. Schließlich wird noch eine zentrale Genese in Betracht gezogen, die annimmt, dass Veränderungen der Neurotransmitter im Gehirn, besonders im Bereich der Basalganglien, den nächtlichen Bruxismus auslösen. Unter anderem wurde ein Zusammenhang mit dem Dopaminsystem vermutet, aber noch nicht in kontrollierten Studien untersucht.

Mehrere Untersuchungen befassen sich mit den Auswirkungen des Bruxismus tagsüber. Festgestellt wurden vermehrte Tagesschläfrigkeit, Kopfschmerzen sowie das Auftreten von anderen Schmerzen. Während der Schlaf beim Bruxismus im Allgemeinen als gut empfunden wird, stellt man bei gezielten Untersuchungen des Schlafablaufs mit speziellen Registriermethoden vermehrte Körperbewegungen fest. Auch ein häufigeres Auftreten von »Micro-Arousals«, eine Zunahme der Pulsfrequenz und ein sporadisches Auftreten von Alpha-Wellen im EEG, wie sie für den Wachzustand typisch sind, wurden beschrieben.

Die Behandlung des nächtlichen Bruxismus ist schwierig. Versucht wurden Einsätze zwischen die Zähne (»Plaque Occlusale«), um diese vor einer Abnutzung zu schützen. Benzodiazepine und andere Muskelrelaxantien wurden verschrieben, um den Muskeltonus herabzusetzen. Schließlich gibt es Versuche mit Relaxationstraining, Biofeedback und Hypnose, die aber bisher keine überzeugenden Ergebnisse ergaben.

ZIRKADIANE SCHLAFSTÖRUNGEN

Delayed Sleep Phase Syndrome (DSPS)

Bei dieser Schlafstörung tritt das Schlafbedürfnis verspätet in Erscheinung, zu einer Zeit, die nicht den Erfordernissen der Gesellschaft und der Umwelt entspricht; man spricht daher von einer Phasenverzögerung des Schlaf-Wach-Rhythmus. Die betroffenen Patienten und Patientinnen können abends nur schwer einschlafen und stehen morgens mit Mühe auf. In den Vormittagsstunden sind sie schläfrig und zeigen eine verminderte Vigilanz. Dieses Krankheitsbild kann in der Adoleszenz in Erscheinung treten. Wenn diese Leute ihren Schlaf-Wach-Rhythmus frei einteilen können (beispielsweise in den Ferien), spielen die genannten Symptome keine Rolle. Auch andere Marker des zirkadianen Rhythmus, wie z.B. die Körpertemperatur, sind gegenüber Normalpersonen phasenverzögert. Was die Entstehung dieser Störung betrifft, werden verschiedene Möglichkeiten diskutiert. Eine ist die verminderte Empfindlichkeit auf phasenvorverschiebende Stimuli (besonders Licht). Der interne zirkadiane Rhythmus beträgt im Mittel etwas mehr als 24 Stunden und muss daher täglich synchronisiert werden. Dies kann durch Lichteinfluss in den Morgenstunden geschehen, welcher eine phasenvorverschiebende Wirkung ausübt. Der lange Schlaf am Morgen reduziert den morgendlichen Lichteinfluss und fördert dadurch die abnorme Phasenlage. Eine weitere Möglichkeit ist die erhöhte Empfindlichkeit auf phasenverzögernde Stimuli. Dies wäre z.B. Lichteinfluss abends. Schließlich besteht noch die Möglichkeit, dass die Personen eine abnorm lange zirkadiane Periodik aufweisen, was ebenfalls eine potentielle Erklärung für die Störung sein könnte.

Die Therapiemöglichkeiten leiten sich aus den genannten Überlegungen ab: Durch eine starke Lichtexposition in den Morgenstunden kann versucht werden, den Rhythmus durch Phasenvorverschiebung zu normalisieren. Denselben Einfluss hat am Abend verabreichtes Melatonin. Hypnotika sind nicht angezeigt, da sie die eigentliche Störung nicht beheben. Die so genannte Chronotherapie versucht die abnorme Phasenlage zu normalisieren; indem die betroffenen Personen jeden Tag zwei bis drei Stunden später zu Bett gehen, wird die Zeit des Schlafens rund um die Uhr verschoben, bis es zur gewünschten Zeit erfolgt. Dann muss durch ein strenges Regime sichergestellt werden, dass diese Personen konsequent zur entsprechenden Zeit ins Bett gehen und aufstehen.

Advanced Sleep Phase Syndrome (ASPS): Diese Störung tritt häufiger im Alter auf und die Prävalenz ist kleiner als jene des DSPS. Das Syndrom ist gekennzeichnet durch ein unwiderstehliches Schlafbedürfnis abends und ein sehr frühes Aufwachen in den Morgenstunden. Auch hier tritt also eine abnorme Phasenvorverschiebung auf. Eine analoge Phasenverschiebung wie beim DSPS kann durch geeignete Licht- und Melatoninapplikation versucht werden.

Nicht-24-Stunden-Schlaf-Wach-Syndrom: Bei dieser Störung fehlt die Synchronisation des Schlaf-Wach-Rhythmus, der sich praktisch im Freilauf gegenüber der Umwelt ständig verschiebt. Das Syndrom ist häufiger bei blinden Personen zu beobachten. Es ist wichtig zu wissen, dass die kortikale Blindheit (Ausfall der Sehhirnrinde) nicht unbedingt mit einer Unempfindlichkeit auf Licht einhergeht. Solche Patienten und Patientinnen reagieren noch auf Licht, was sich etwa daran zeigt, dass ihre Melatoninsekretion unterdrückt wird und auch die phasenbeeinflussende Wirkung des Lichts noch intakt ist.

Genetische Faktoren: In neuester Zeit mehren sich die Hinweise, dass genetische Faktoren bei den zirkadianen Schlafstörungen beteiligt sind. So hat man einen Polymorphismus von Genen nachgewiesen, die mit der Kontrolle der zirkadianen Rhythmik im Zusammenhang stehen. Beim ASPS wurde ein Vererbungsmuster mit autosomaler Dominanz beobachtet. Bei einem Individuum mit dieser Störung konnte unter Versuchsbedingungen ohne Zeitinformation eine abnorm kurze Periodik der zirkadianen Rhythmik (22,3 Stunden) festgestellt werden. Der Defekt des entsprechenden Gens besteht in der Veränderung einer einzigen Base.

Schlaf und Depression

Depressionen gehören zu den schwerwiegenden psychischen Erkrankungen. Hoffnungslosigkeit, Verzweiflung und Schuldgefühle beherrschen das Krankheitsbild. Patienten und Patientinnen sind oft nicht mehr willens oder fähig, ihr Leben aus eigenem Antrieb zu verändern und alles scheint ihnen sinnlos und unüberwindlich schwierig. Der Suizid ist das gefährlichste Risiko bei der Depression.

Der gestörte Schlaf ist eine häufige Begleiterscheinung depressiver Erkrankungen. Der Patient oder die Patientin zeigt oft schon vor dem Auftreten der eigentlichen Krankheitssymptome Schwierigkeiten beim Einschlafen, klagt über einen unterbrochenen und oberflächlichen Schlaf und vorzeitiges Erwachen. Bei gewissen Formen der Depression kann es zu einer Hypersomnie kommen, bei welcher ein übermäßiges Schlafbedürfnis vorherrscht.

Es ist überaus erstaunlich, dass der Entzug des Schlafs in vielen Fällen eine rasche und deutliche Besserung des Krankheitsbildes herbeiführt. Die günstige Wirkung von Schlafentzug wurde Ende der 6oer Jahre erstmals beschrieben und seitdem systematisch untersucht. Bei einem **therapeutischen Schlafentzug** wird der Patient oder die Patientin allein oder in einer Gruppe während der ganzen Nacht wachgehalten. Die nächtliche Aktivität umfasst den Umständen entsprechend Spielen, Lesen, Handarbeiten oder Spazierengehen. Wenn die Patienten auf den Schlafentzug ansprechen, so zeigt sich schon in den frühen Morgenstunden nach der durchwachten Nacht eine Besserung des Zustandes. Diese kann sich in erhöhter Mitteilsamkeit und Aktivität äußern. Auch subjektiv wird die Stimmungsaufhellung wahrgenommen. Ein Hauptproblem der Schlafentzugstherapie ist jedoch die kurze Wirkungsdauer. Schon nach der darauf folgenden Schlafperiode kommt es gewöhnlich zu einem Rückfall und nur selten wird eine länger dauernde Besserung beobachtet. Der begrenzte Therapieerfolg schränkt die praktische Anwendung der Behandlung stark ein. Eine gewisse Aussicht auf eine nachhaltigere Besserung ergibt sich aus Beobachtungen, wonach auch eine über längere Zeit beibehaltene Reduktion der nächtlichen Schlafdauer eine antidepressive Wirkung haben kann. Schlafentzug kann auch in Kombinationen mit Antidepressiva angewendet werden.

Wie lässt sich die antidepressive Wirkung des Schlafentzugs erklären? Zwei Theorien stehen im Vordergrund: Bei der einen wird angenommen, dass die Depression durch eine ungünstige Interaktion zwischen einer bestimmten Phase des zirkadianen Rhythmus und dem Schlaf begünstigt wird. Vermeidet man den Schlaf während dieser kritischen zirkadianen Phase, kommt es zu einer Besserung des Krankheitsbildes. Die zweite Hypothese postuliert, dass der homöostatisch regulierte Prozess S in der Depression ungenügend ausgebildet ist und nicht, wie im Normalfall, am Ende der Wachzeit hohe Werte erreicht. Der Schlafentzug bewirkt einen zusätzlichen An-

S. 96

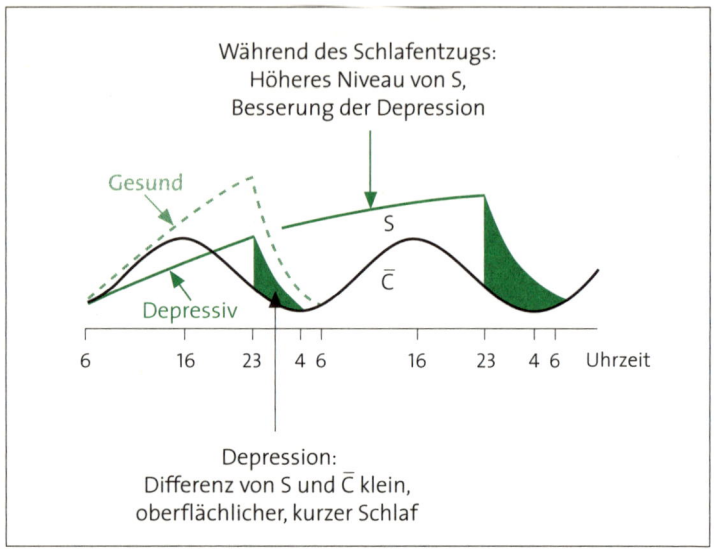

Während des Schlafentzugs:
Höheres Niveau von S,
Besserung der Depression

Gesund

S

C̄

Depressiv

6 16 23 4 6 16 23 4 6 Uhrzeit

Depression:
Differenz von S und C̄ klein,
oberflächlicher, kurzer Schlaf

Abbildung 20: Depressive leiden häufig unter schlechtem Schlaf. Schlafentzug führt bei einer Mehrzahl von Depressiven zu einer Besserung des Zustands. Die S-Defizienz-Hypothese postuliert, dass bei Depressiven der Anstieg von Prozess S weniger ausgeprägt ist als bei Gesunden. Der tiefere Wert von S bei Schlafbeginn könnte die verlängerte Schlaflatenz und den verkürzten, oberflächlichen Schlaf erklären. Schlafentzug lässt Prozess S auf normale Werte ansteigen. Dies erklärt die Besserung der Symptome unter der Annahme, dass das Niveau von S mit der depressiven Symptomatik im Zusammenhang steht.

stieg von Prozess S und führt damit zu einer vorübergehenden Besserung der depressiven Symptomatik. Eine nachfolgende Schlafepisode führt zum Abfall von Prozess S und macht damit die günstige Wirkung zunichte.

Trotz dieser Erklärungsversuche ist der Zusammenhang zwischen Schlaf und Depression noch nicht aufgeklärt und weiterhin Gegenstand der Forschung. Weshalb bei 60% der depressiv Erkrankten die künstliche Verlängerung der Wachzeit zu einer deutlichen Besserung führt, bleibt vorderhand eines der großen Rätsel der psychiatrischen Schlafforschung.

SCHLAFMITTEL UND STIMULANZIEN

Hausmittel und alte Schlafmittel

Eigentliche Schlafmittel gibt es erst seit etwas mehr als 100 Jahren. Doch schon früher haben Menschen versucht, die Schlaflosigkeit mit Säften, Elixieren und Drogen zu bekämpfen. Im Mittelalter wurden Schlafsalben, Schlafschwämme, Schlafumschläge und einschläfernde Pflaster verwendet. Auch Opium, Haschisch sowie aus Nachtschattengewächsen hergestellte Präparate wurden häufig bei Schlafstörungen verschrieben. Zu den so genannten Hausmitteln gehören alkoholische Getränke. Ein »Schlummertrunk« soll das rasche Einschlafen begünstigen. Wie aber der amerikanische Arzt E. P. Hurd schon 1891 schrieb, ist Alkohol kein geeignetes Schlafmittel: »Leider ist der durch Alkohol verursachte Schlaf oft von kurzer Dauer. Der Patient erwacht nach einigen Stunden, ist aber wenig ausgeruht und kann während der restlichen Zeit wach liegen, ohne wieder einschlafen zu können.« Werden größere Mengen von Alkohol eingenommen, so kommt es anderntags zu den bekannten Katersymptomen. Alkoholkranke Patienten, die chronisch zu viel Alkohol zu sich nehmen, leiden oft unter schlechtem Schlaf. Besonders ihr Tiefschlaf ist stark in Mitleidenschaft gezogen.

Ein weiteres Hausmittel ist der Baldrian. Baldrian-Präparate gehören zu den am meisten verbreiteten Beruhigungs- und Schlafmitteln. Wie bei vielen anderen pflanzlichen Präparaten ist auch die Verwendung von Baldrian nicht ganz unproblematisch: Im pflanzlichen Extrakt sind nämlich sehr viele Inhaltsstoffe enthalten und es ist noch nicht ausreichend geklärt, welche von ihnen für die schlaffördern-

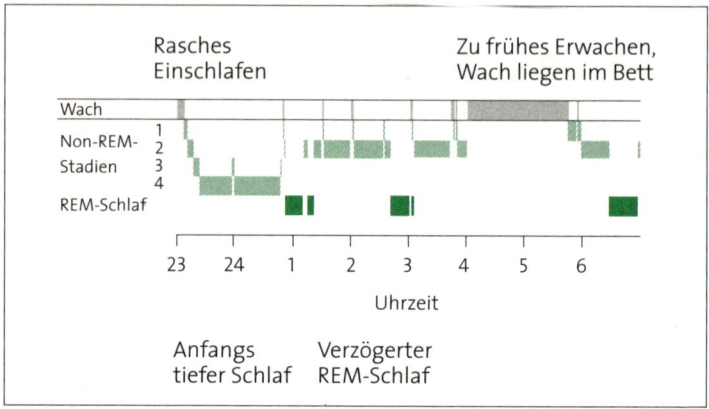

Abbildung 21: Alkoholische Getränke eignen sich schlecht als Schlafmittel. Sie können zwar das Einschlafen begünstigen, insgesamt wird der Schlaf jedoch beeinträchtigt. Dies ist deutlich im abgebildeten Schlafprofil nach einem halben Liter Rotwein zu sehen: Die Versuchsperson schläft schnell ein, liegt aber zwischen 4 und 6 Uhr schlaflos im Bett, und der REM-Schlaf tritt verzögert ein.

de Wirkung verantwortlich sind; daher ist es schwierig, Baldrian-Präparate zu standardisieren. Außerdem ist die Schlafmittelwirkung schwach und reicht deshalb bei ernsthaften Schlafstörungen als Therapie nicht aus. Dass die Wirkung vom Baldrian aber nicht alleine auf einer Plazebowirkung beruht, haben kontrollierte Doppelblinduntersuchungen inzwischen gezeigt.

Die ersten »echten« Schlafmittel waren Chloralhydrat und Paraldehyd, die gegen Ende des 19. Jahrhunderts zur Anwendung gelangten. Sie figurieren auch heute noch unter den Schlafmitteln, obwohl ihr unangenehmer Geschmack und Geruch sowie ihre pharmakologischen Eigenschaften den Gebrauch einschränken. Zu Beginn des 20. Jahrhunderts wurden in der Medizin die Barbiturate als Schlafmittel eingeführt und erfuhren eine riesige Verbreitung. Während der gesamten ersten Hälfte des letzten Jahrhunderts waren sie die weitaus meist verwendeten Schlafmittel. Allerdings war ihre hohe Wirksamkeit mit Risiken verbunden: Bereits eine zehnfache Überdosis bewirkt eine schwere Vergiftung, die sich anfangs als rauschähnlicher Zustand äußert und dann zu tiefer Bewusstlosigkeit führt. Die Hemmung des Atemzentrums steht dabei im Vordergrund. Noch in den 60er Jahren des 20. Jahrhunderts wurden in den USA 10% aller Selbstmorde mit Barbituraten begangen. Außer der gefährlichen Überdosierung stellt auch die körperliche Abhängigkeit bei dieser Schlafmittelgruppe ein Risiko dar. Die Barbituratsucht war weit verbreitet. Das plötzliche Absetzen des Mittels kann bei Süchtigen zu schweren, mitunter lebensgefährlichen Entzugserscheinungen führen.

In den 50er Jahren des 20. Jahrhunderts waren die Barbiturate noch die vorherrschenden Schlafmittel. Da man auch um ihre gewichtigen Nachteile wusste, versuchten verschiedene pharmazeutische Firmen, sicherere Schlafmittel auf den Markt zu bringen. Thalidomid wurde 1953 in Westdeutschland synthetisiert und 1957 vor allem in Deutschland und Großbritannien, aber auch in weiteren Ländern als Hypnotikum und Antiemetikum verkauft. In Deutschland war es unter dem Markennamen Contergan bekannt. Schon damals waren Tierversuche als Voraussetzung für die klinische Anwendung von Pharmaka vorgeschrieben. Entsprechend hatte man auch Thalidomid an Versuchstieren getestet; allerdings wurden jedoch Tests an schwangeren Tieren nicht zuverlässig durchgeführt. Daher erkannte man nicht, dass die Verabreichung dieses Arzneimittels an schwangere Ratten die Nachkommenschaft stark reduzierte und bei schwangeren Kaninchen zu Missbildungen bei den Kleintieren führte. Die Zulassungsbehörde für Arzneimittel in den USA bemerkte diesen Mangel und trat deshalb auf das Zulassungsgesuch der Firma im Jahre 1960 nicht ein.

Erst in den Jahren 1960 und 1961 wurde das volle Ausmaß der pharmakologischen Katastrophe erkannt. Die Einnahme von Thalidomid während der ersten 25–50 Tage der Schwangerschaft führte zu Missbildungen bei den Neugeborenen, die sich als fehlende oder verstümmelte Gliedmaßen manifestierten. Heute ist bekannt, dass diese Veränderungen auf einer Hemmung der Blutgefäßbildung beruhen. Ungefähr 15 000 Föten wurden durch Thalidomid geschädigt und 12 000 Kinder in 46 Ländern kamen mit schweren Missbildungen zur Welt. Von den 8000, die das erste Jahr überlebten, sind noch die meisten am Leben.

Benzodiazepine und Analoga

Die Benzodiazepine und ihre Analoga haben die Barbiturate abgelöst und sind heute die Schlafmittel der ersten Wahl. Nach ihrer Einführung glaubte man, nun endlich das ideale Schlafmittel gefunden zu haben: Eine Überdosis führt im Unterschied zu den alten Schlafmitteln nicht zu einer tödlichen Vergiftung und kann durch ein Gegenmittel wirksam bekämpft werden. Das Abhängigkeitspotential ist ebenfalls viel kleiner als bei den älteren Schlafmitteln. Außerdem werden die neueren Präparate unter den Benzodiazepinen und ihren Analoga rasch ausgeschieden und haben deshalb tagsüber nur minimale Nachwirkungen. Diese Schlafmittel wirken im Gehirn durch die Verstärkung der GABA-Wirkung. GABA (Gamma-Aminobuttersäure) ist der hauptsächliche hemmende Überträgerstoff (Neurotransmitter) bei der Signalübertragung zwischen den Nervenzellen des Gehirns. Indem die Benzodiazepine und ihre Analoga an den GABA-Rezeptor binden, fördern sie die hemmende Wirkung von GABA.

Trotz der Vorzüge dieser wichtigen Klasse von Schlafmitteln wurde mit der Zeit klar, dass auch sie nicht das optimale Schlafmittel darstellen. Auch Benzodiazepine und ihre Analoga zeigen unerwünschte Wirkungen. Der regelmäßige Gebrauch in hohen Dosen kann zur körperlichen Abhängigkeit führen und auch psychische Abhängigkeiten sind bekannt. Tagsüber können Nachwirkungen auftreten, die sich als übermäßige Schläfrigkeit und Leistungseinbuße bemerkbar machen. Wenn ältere Personen Schlafmittel einnehmen

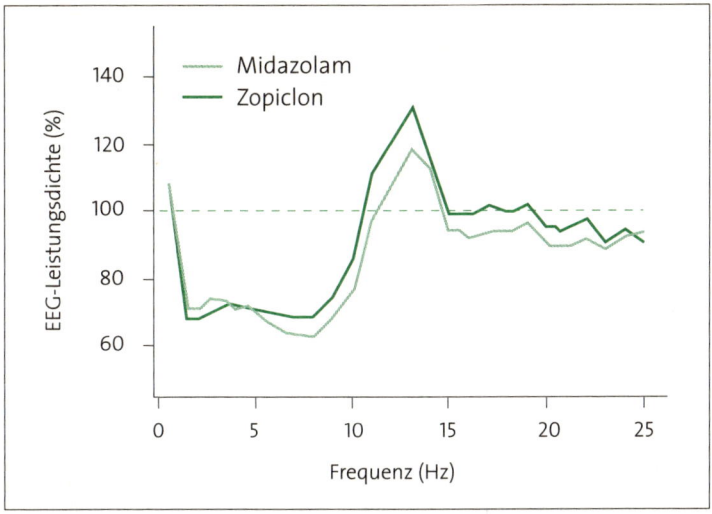

Abbildung 22: Benzodiazepine wie Midazolam (Wirkstoff in »Dormicum«) und Benzodiazepin-Analoga wie Zopiclon (Wirkstoff in Ximovan, Imovan und Optidorm) verändern das Schlaf-EEG in typischer Weise: Im Vergleich zu Plazebo (100%) ist die Aktivität in den tiefen Frequenzen herabgesetzt, in den Frequenzen, welche den Schlafspindeln entsprechen, hingegen erhöht. Der »pharmakologische Schlaf« unterscheidet sich also vom physiologischen Schlaf.

und nachts aufstehen müssen, ist das Risiko erhöht, dass sie wegen Gleichgewichtsstörungen stürzen. Schließlich werden unter diesen Schlafmitteln Gedächtnisinhalte schlechter gespeichert (amnestische Wirkung). Im Schlaf-EEG lassen sich Veränderungen nachweisen, die auf Abweichungen vom natürlichen Schlaf hindeuten: Die langsamen Frequenzen der Hirnstromkurven werden reduziert, die Spindelaktivität erhöht. Die gesamte Schlafstruktur ist allerdings wenig betroffen und auch die Indikatoren der Schlafhomöostase bleiben erhalten.

Um zusammenzufassen: Moderne Schlafmittel sind gut untersucht und wirken bei Schlafstörungen zuverlässig. Ihre unerwünschten Wirkungen sind bekannt und fallen bei richtiger Anwendung gewöhnlich nicht stark ins Gewicht. Andererseits sind Schlafmittel wirksame Medikamente, die nur dann eingenommen werden sollten, wenn sie medizinisch indiziert sind. Bei ihrer Anwendung sollte die Dosis so hoch wie nötig, aber so klein wie möglich gehalten und ihre Einnahme auf eine kurze Zeitdauer beschränkt werden.

Koffein und andere Stimulanzien

Stimulanzien sind Substanzen, die die Gehirnaktivität anregen und die Schlafbereitschaft herabsetzen. Koffein ist das am weitesten verbreitete Stimulans. In Ländern, in welchen koffeinhaltige Getränke zum täglichen Leben gehören, nehmen Erwachsene über Kaffee, Schwarztee oder Cola-Getränke ungefähr 200 mg Koffein pro Tag ein. Dessen stimulierende Wirkung beruht auf einer Hemmung der Adenosin-Rezeptoren im Gehirn. Adenosin ist ein Überträgerstoff (Neurotransmitter), der vor allem eine hemmende Wirkung im zentralen Nervensystem ausübt. Wird diese hemmende Wirkung durch Koffein gehemmt, kommt es zu vermehrter Wachheit, verminderter Müdigkeit und Stimulation. Übermäßiger Kaffeegenuss tagsüber oder die Einnahme von Koffein am Abend kann den Schlaf beeinträchtigen. Die Einschlafzeit wird verlängert, der Schlaf wird oberflächlicher und störanfälliger. Der Zürcher Schlafforscher Hans Peter Landolt und seine Mitarbeitenden konnten zeigen, dass sogar kleine Mengen von Koffein das langsamwellige Schlaf-EEG reduzieren können. Übermäßiger Koffeinkonsum führt zur vermehrten Harnbildung (Diurese) und stimuliert die Herztätigkeit (Herzklopfen, Tachykardie).

Amphetamin und Analoga sind ebenfalls Stimulanzien, die die Wachheit begünstigen und den Schlaf hemmen. Im Unterschied zum Koffein haben sie eine euphorisierende Wirkung und unterdrücken das Hungergefühl. Früher wurden sie deshalb als Abmagerungsmittel eingenommen. Amphetamin und Analoga sind indessen mit erheblichen Risiken behaftet, da sie zu körperlicher Abhängigkeit und bei längerem Gebrauch zu psychotischen Veränderungen führen können. Therapeutisch werden sie bei der Narkolepsie angewendet, um der übermäßigen Einschlafneigung entgegenzuwirken.

Modafinil ist eine neue Substanz, die ebenfalls zu den Stimulanzien gehört. Sie hilft Patienten und Patientinnen wach zu bleiben und wird daher vor allem zur Behandlung der Narkolepsie eingesetzt. Das Abhängigkeitsrisiko ist kleiner als bei Amphetamin. Dennoch untersteht Modafinil in der Schweiz der verschärften Rezeptpflicht und ist in Deutschland dem Betäubungsmittelgesetz unterstellt. Die Substanz figuriert auf der Dopingliste der verbotenen Substanzen der Swiss Olympic Association.

SCHLAF VON TIEREN

Schlafstruktur und Schlafstadien

Das Schlafverhalten von Säugetieren weist große Ähnlichkeiten mit dem des Menschen auf. Auch Tiere nehmen typische Schlafstellungen ein. Die Katze ruht in gestreckter oder eingerollter Seitenlage. S. 98 Andere Tiere wie Kaninchen, Fuchs und Pferd bevorzugen die eingerollte Bauchlage. Die seltenere Rückenlage beim Schlaf beobachtet man bei Löwen. Um die Schlafstruktur näher zu untersuchen, kann auch beim Tier die Hirnstromkurve (EEG) herangezogen werden. Als Versuchstiere für wissenschaftliche Untersuchungen werden oft Nager verwendet. Ratte und Maus zeigen die typischen Schlafstadien, die wir beim Menschen beobachten können. Im Wachzustand sind die EEG-Wellen klein und weisen einen regelmäßigen Rhythmus von 7 Wellen pro Sekunde auf (Theta-Rhythmus). Die Willkürmuskulatur ist angespannt, was sich in hohen Wellen der EMG-Ableitung äußert. Nach dem Einschlafen sinkt die Muskelspannung ab und im EEG treten hohe langsame Wellen auf. Das Tier befindet sich nun im Non-REM-Schlaf. Im REM-Schlaf hingegen werden die Schwingungen klein und rasch. Auch bei Tieren treten im REM-Schlaf rasche Augenbewegungen auf. Zusätzlich zucken die Schnauzhaare (Vibrissen) und Pfoten. Bei fast allen bisher untersuchten Säugern konnten der Non-REM- und der REM-Schlaf beobachtet werden.

Der Schlaf wird nicht nur durch die Schlafstadien selbst, sondern auch durch deren Abfolge während 24 Stunden charakterisiert. Die Ratte ist ein nachtaktives Tier und schläft vor allem tagsüber. Insgesamt schläft sie ungefähr zwölf Stunden. Von diesen zwölf Stunden Schlaf entfallen zehn Stunden auf den Non-REM-Schlaf und zwei Stunden auf den REM-Schlaf. Wie viele andere Tiere hat auch die Ratte einen polyphasischen Schlaf. Das heißt der Schlaf wird immer wieder von Wachperioden unterbrochen und einzelne Schlafepisoden dauern in der Regel nur wenige Minuten. Wie beim Menschen beginnt eine Schlafepisode mit dem Non-REM-Schlaf und geht anschließend in den REM-Schlaf über. Ein einzelner Non-REM-REM-Schlafzyklus beträgt bei der Ratte zehn Minuten, beim Menschen 90–110 Minuten.

Vergleichen wir den Schlaf verschiedener Arten von Säugern, so finden wir Langschläfer und Kurzschläfer. Zu den Langschläfern gehören die Fledermaus mit täglich 20 Stunden Schlaf sowie das Oppossum (18–19 Stunden) und der Igel (17–18 Stunden). Zu den Kurzschläfern gehören die Kuh, das Pferd und der Elefant. Während Kuh und Pferd mit drei bis vier Stunden Schlaf auskommen, verbringt der Elefant täglich ca. sechs Stunden im Schlaf.

Interessant sind auch Versuche, die Schlafeigenschaften von Tierarten mit ihrem Stoffwechsel und ihren Lebensgewohnheiten in Zusammenhang zu bringen. So zeigen kleine Tiere im Allgemeinen einen hohen Stoffwechsel und brauchen mehr Schlaf als große Tiere mit einem niedrigen Stoffwechsel.

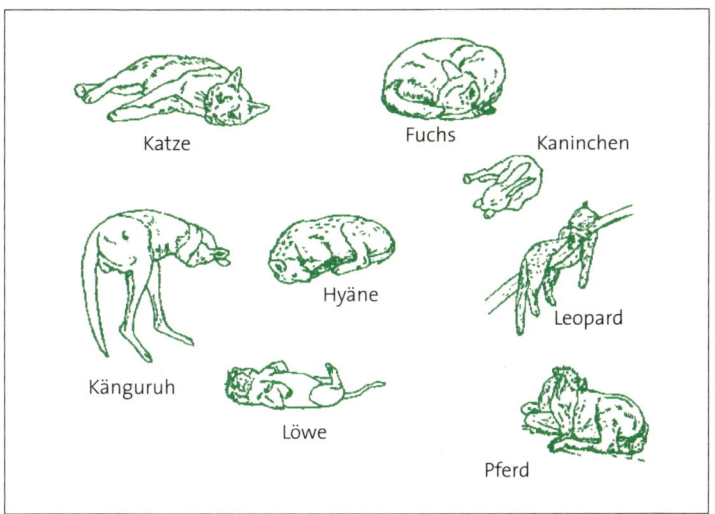

Abbildung 23: Schlafstellungen von Tieren

Eine weitere typische Eigenschaft gewisser Tierarten ist das Dösen. Beispielsweise schläft eine Kuh etwa vier Stunden pro Tag, döst aber weitere acht Stunden. Beim Dösen ist sie in liegender Stellung, hat aber Kopf und Hals erhoben. Das EEG-Kurvenbild zeigt sowohl schnelle Wellen, wie sie gewöhnlich im Wachen auftreten, als auch langsamere Wellen, die dem Non-REM-Schlaf entsprechen. Auch das Wiederkäuen erfolgt im Dösen und kann sogar noch im eigentlichen Schlaf andauern. Befindet sich eine Kuh auf der Weide, so vermindert sich ihr REM-Schlaf; er wird nach der Rückkehr in den Stall wieder nachgeholt.

Schlafhomöostase

Auch bei Tieren lässt sich zeigen, dass ein Schlafdefizit eine Erhöhung der Schlafintensität zur Folge hat. Eine Ratte oder eine Maus

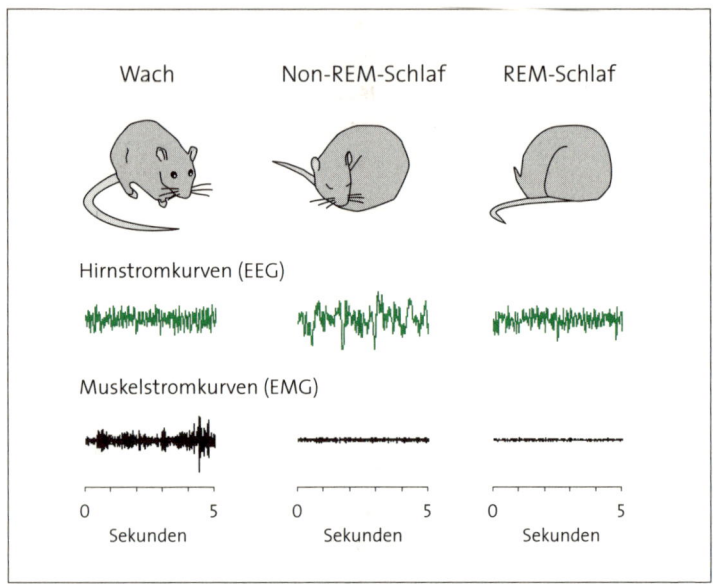

Abbildung 24: Die typischen Schlafstadien, die aufgrund der Hirn- und Muskel-stromkurven bestimmt werden, können bei allen Säugetieren unterschieden wer-den. Im Wachzustand weist das EEG der Ratte niedrige und rasche Wellen auf und die in der Nackenmuskulatur gemessene Muskelspannung (EMG) ist hoch. Der Non-REM-Schlaf weist hohe und langsame Wellen auf und das EMG ist tief. Das REM-Schlaf-EEG hat Ähnlichkeiten mit dem Wach-EEG; die Muskelspannung ist in-dessen reduziert und rasche Augenbewegungen sind häufig.

kann man während einiger Stunden am Schlafen hindern, indem man ihr interessante »Spielzeuge« in den Käfig legt und sie auf diese Weise unterhält. Schläft das Tier nach einer längeren Wachperiode, so treten vermehrt große und langsame Wellen im Non-REM-Schlaf auf. Diese entsprechen dem Tiefschlaf des Menschen. Auch bei Tie-ren ist die langsamwellige Aktivität im Erholungsschlaf von der Dau-er der vorgängigen Wachperiode abhängig. Mit anderen Worten, je länger das Tier wach war, umso dominanter ist die langsamwellige

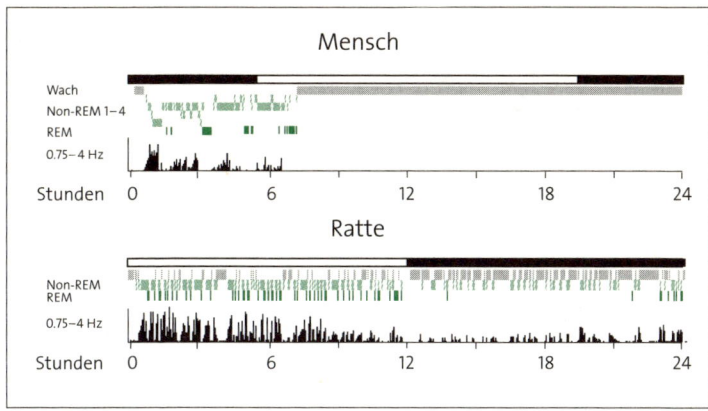

Abbildung 25: Der Schlaf des Menschen ist monophasisch, der Schlaf der Ratte polyphasisch. Obwohl die Ratte hauptsächlich am Tag schläft, sind Schlafepisoden auch in der Dunkelperiode häufig. Der helle und dunkle Balken über dem Schlafprofil der Ratte bezeichnet die künstliche 12-Stunden-Hell-12-Stunden-Dunkelperiode. Es ist zu beachten, dass der Non-REM – REM-Schlafzyklus beim Menschen 90 bis 110 Minuten beträgt, bei der Ratte jedoch nur 10 bis 12 Minuten.

Aktivität im Schlaf. Ähnlich dem Zwei-Prozess-Modell des Menschen können auch bei Tieren die Veränderungen im Schlaf in Computermodellen simuliert werden. Die Schlafhomöostase scheint also bei allen Säugern auf ähnlichen Gesetzmäßigkeiten zu beruhen (**Winterschlaf und Torpor**).

Ein besonders interessanter Aspekt der Schlafhomöostase ist die Ruhephase bei Insekten. Schon in den 8oer Jahren des letzten Jahrhunderts konnte die Zürcher Schlafforscherin Irene Tobler nachweisen, dass das schlafähnliche Verhalten von Insekten auf ähnliche Weise reguliert wird wie der Schlaf von Säugern. In ihren Studien verwendete sie die Küchenschabe als Versuchstier. Während des »Schlafs« lag diese unbeweglich mit der Unterseite des Körpers auf der Unterlage, die Antennen ausgestreckt und regungslos. Zu Vergleichszwecken wurde die Verteilung von Ruhe- und Aktivitätspha-

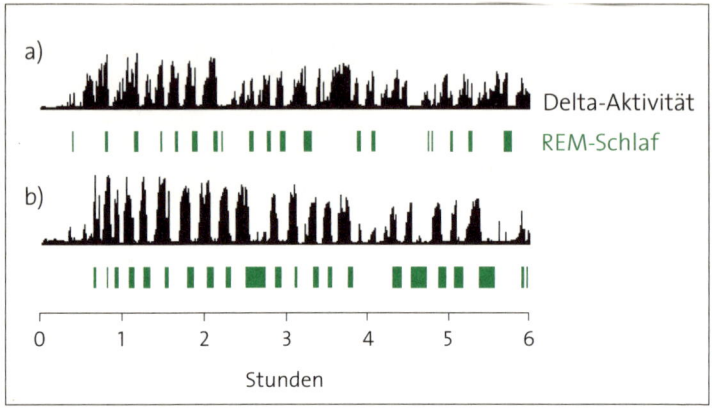

Abbildung 26: Die Abbildung zeigt Spektralkurven der langsamwelligen EEG-Aktivität (1–4 Hz) der Ratte vor (a) und nach (b) 24 Stunden Schlafentzug. Schlafentzug erhöht die langsamwellige Aktivität im Schlaf-EEG sowie die Häufigkeit und Dauer der REM-Schlaf-Episoden (grün).

sen genau bestimmt. Wenn man das Tier während einiger Stunden ständig in Bewegung hielt und es dadurch am Schlafen hinderte, kam es zu einer Verlängerung der schlafähnlichen Ruheperioden. Das Tier schien also das »Schlafdefizit« durch vermehrten »Schlaf« zu kompensieren. Dieses Modell wurde in den letzten Jahren von den in Madison, Wisconsin, tätigen italienischen Forschern Giulio Tononi und Chiara Cirelli weiter verwendet. Ihr Versuchstier war die Fruchtfliege (Drosophila), welche für genetische Untersuchungen häufig herangezogen wird und deren Genom vor einigen Jahren aufgeschlüsselt wurde.

Bis vor kurzem wäre die Frage, ob auch Fliegen schlafen, ins Reich der Spekulationen verwiesen worden. Neuere Untersuchungen zeigen überzeugend, dass Fliegen viele Attribute des Schlafs von Wirbeltieren aufweisen. Reto Huber und Mitarbeitende in der Gruppe von Cirelli und Tononi haben kürzlich die Frage des Schlafs bei Fliegen genauer untersucht. Fliegen zeigen während der Ruheperioden eine erhöhte Reizschwelle auf externe Stimuli. Die Ruheperioden waren nach Ruheentzug (äquivalent der Schlafdeprivation) verlängert; dieser Effekt war abhängig von der Dauer des Ruheentzugs. Wie bei Säugern verminderte der Ruheentzug die Zahl kurzer Wachepisoden und erhöhte somit die Kontinuität der Ruheperioden. Diese Befunde wurden an 116 verschiedenen Fliegenstämmen nachgewiesen.

Die Ergebnisse zeigen, dass das Ruheverhalten von Fliegen in vieler Hinsicht dem Schlafverhalten von Säugern entspricht. Eine homöostatische Schlafregulation ist bei beiden zu beobachten. Auch bei Fliegen findet sich eine von der Dauer der Wachzeit abhängige Verlängerung des Schlafes und eine Erhöhung der Schlafintensität nach Schlafentzug. Kurze Wachepisoden sind im Erholungsschlaf seltener. Ebenso erhöht Schlafentzug die Reizschwelle. Ein Unterschied zwischen Fliegen und Säugern ist der Geschlechtsdymorphismus. In allen Fliegenstämmen schliefen männliche Fliegen länger als weibliche Fliegen.

Zirkadianer Ruhe-Aktivitäts-Rhythmus

Die motorische Aktivität von Tieren weist einen ausgesprochenen Tagesrhythmus auf. Es gibt Phasen von hoher Aktivität und solche von wenig Aktivität und viel Ruhe. Eine Ratte, die unter künstlichen Bedingungen von zwölf Stunden Helligkeit und zwölf Stunden Dunkelheit gehalten wird, zeigt vor allem nachts eine hohe motorische Aktivität. Dies ist in der Abbildung 29 ersichtlich. Der Hell-Dunkel-Rhythmus dient dem Tier als Zeitinformation. Ist diese nicht mehr vorhanden, so beobachtet man beim Tier einen Freilauf des Ruhe-Aktivitäts-Rhythmus. Die Periodenlänge der unter Dauerdunkelbedingungen gehaltenen Ratte beträgt mehr als 24 Stunden. Es kommt also zu einer allmählichen Verschiebung des Aktivitätsbeginns im Bezug auf die Tageszeit. Der Versuch zeigt aber auch, dass eine innere Uhr die zirkadiane Rhythmik von Ruhe und Aktivität steuert und dass

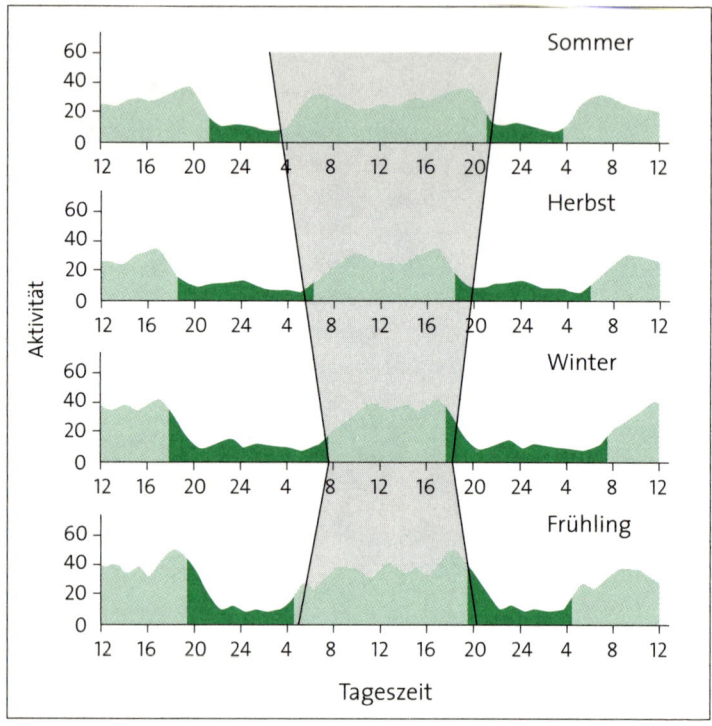

Abbildung 27: Die motorische Aktivität eines in den Schweizer Alpen frei lebenden Steinbocks wurde mit einem um den Hals getragenen Aktivitätsmessgerät kontinuierlich über das Jahr hinweg registriert. Da Steinböcke tagesaktiv sind, fällt die Periode hoher Aktivität (hellgrün) weitgehend mit dem Tageslicht zusammen (schattierter Bereich) und ist daher an Sommertagen länger als an kurzen Wintertagen. (Unveröffentlichte Daten von Irene Tobler.)

diese auch ohne äußere Zeitgeber weiterläuft. Welches Hirngebiet ist für die innere Uhr verantwortlich? Als entscheidende anatomische Struktur hat sich ein kleines Gebiet im Zwischenhirn erwiesen, das oberhalb der Kreuzungsstelle der Sehnerven (Chiasma-Optikum) liegt. Deshalb werden diese zweiseitig angeordneten Kerne von Ner-

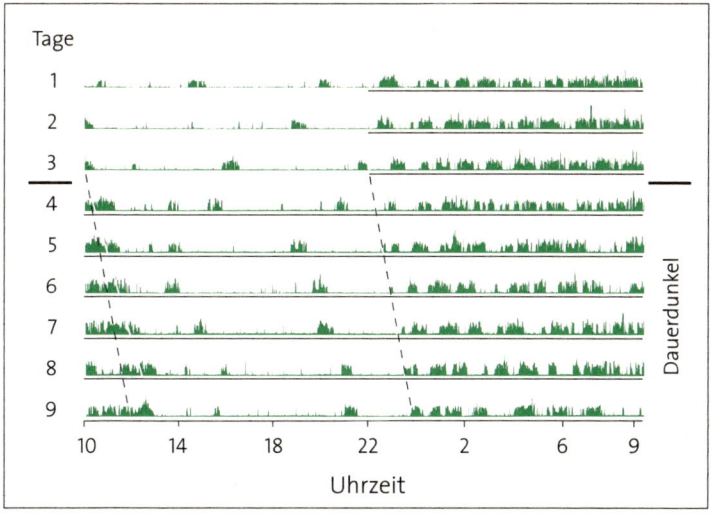

Abbildung 28: Ruhe-Aktivitäts-Rhythmus einer Ratte, die zuerst drei Tage unter künstlichen Bedingungen von 12 Stunden Helligkeit und 12 Stunden Dunkelheit (schwarze Balken) gehalten wurde und dann im Dauerdunkel (ab Tag 4). Bei der nachtaktiven Ratte ist die Bewegungsaktivität während der Dunkelperiode der Tage 1–3 hoch. Im Dauerdunkel bleibt der Ruhe-Aktivitäts-Rhythmus erhalten, die Periode mit hoher Aktivität verschiebt sich aber täglich um etwa 25 Minuten. Dies ist eine Folge davon, dass die »innere Uhr« nicht mehr durch äußere Zeitgeber synchronisiert wird und einen Freilauf mit einer Periodik von mehr als 24 Stunden zeigt.

venzellen suprachiasmatische Nuclei (SCN) genannt. Schaltet man diese Kerngebiete aus, so verschwindet die zirkadiane Rhythmik vollständig. Die Aktivitätsperioden sind nun in unregelmäßiger Abfolge über den ganzen Tag verteilt. Dies gilt auch für das Fress- und Trinkverhalten des Tieres.

Die Schlafbereitschaft hängt also nicht nur von der vorgängigen Wachzeit ab, sondern wird auch durch die innere Uhr bestimmt. Bei der Ratte, einem nachtaktiven Tier, ist sie während des Tages am höchsten. Die Frage stellt sich nun, ob die homöostatische und die

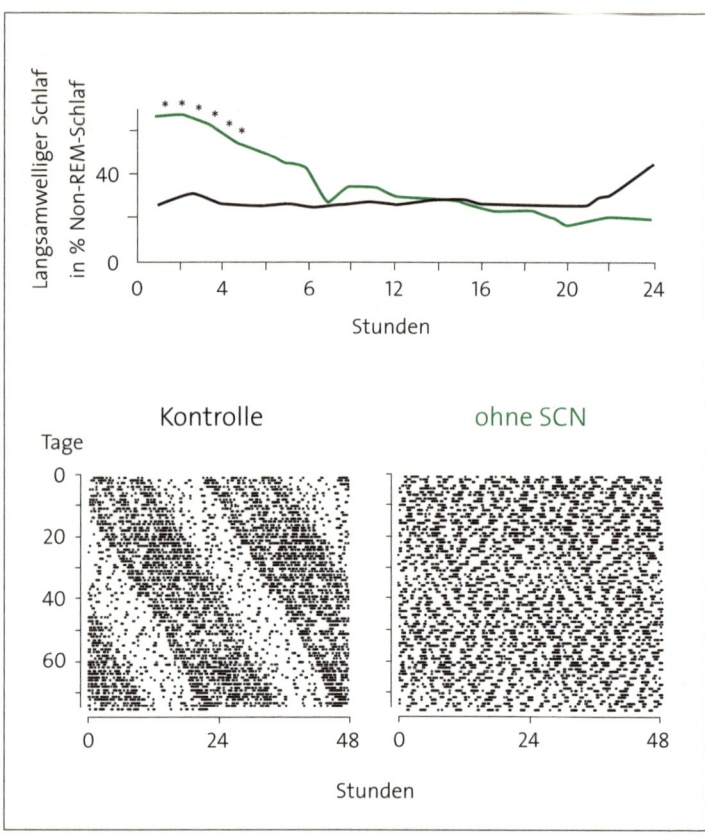

Abbildung 29: Der suprachiasmatische Kern (SCN), der Sitz der inneren Uhr, befindet sich im Zwischenhirn oberhalb der Kreuzung der Sehnerven. Diese Hirnregion steuert den freilaufenden Ruhe-Aktivitäts-Rhythmus bei einer im Dauerdunkel lebenden Ratte (links). Schaltet man den SCN aus, verteilen sich die Aktivitätsperioden bei der Ratte gleichmäßig über den ganzen Tag und die zirkadiane Rhythmik verschwindet (rechts). Auch bei Tieren ohne Rhythmus kommt es nach Schlafentzug zu einer Erhöhung des langsamwelligen EEG im Non-REM-Schlaf (obere Abbildung). Der Schlafhomöostase und der zirkadianen Rhythmik liegen somit separate Mechanismen zugrunde.

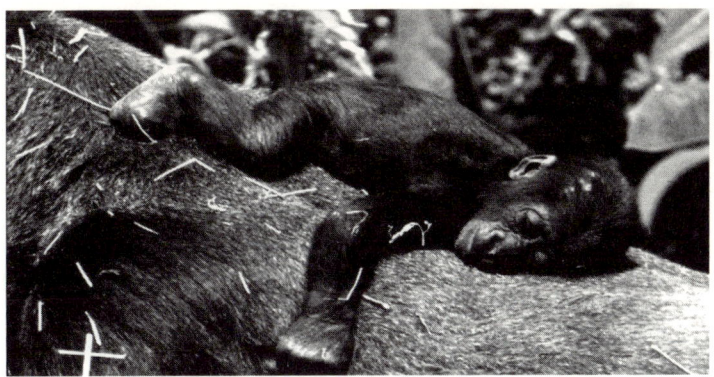

Abbildung 30: Der junge Gorilla schläft auf dem Rücken der Mutter. Ähnlich wie beim Menschen schlafen junge Säugetiere mehr als erwachsene Tiere. Der Schlaf tritt in kürzeren Episoden auf und der zirkadiane Wach-Schlaf-Rhythmus entwickelt sich erst allmählich.

zirkadiane Regulation des Schlafs auf unabhängigen Prozessen beruhen. Dass dies tatsächlich der Fall ist, konnte ein Versuch zeigen, den wir in den 80er Jahren zusammen mit Irene Tobler und Gerard Groos durchgeführt haben. Bei Ratten, deren zirkadiane Tagesrhythmik nach Ausschalten des SCN vollständig fehlte, waren die kompensatorischen Vorgänge nach Schlafentzug weiterhin vorhanden. Auch Tiere ohne Rhythmus reagierten auf Schlafentzug mit einer Zunahme von Tiefschlaf und REM-Schlaf. Aus diesen Befunden kann geschlossen werden, dass der zirkadiane Schlaf-Wach-Rhythmus und die von der Wachzeit abhängige Regulation der Schlafstadien auf unterschiedlichen Mechanismen beruhen.

Schlaf von jungen Tieren

Die typischen Veränderungen des Schlafs im Laufe der Entwicklung sind bei Mensch und Tier sehr ähnlich. Junge Säugetiere schlafen mehr als erwachsene Tiere und der Schlaf tritt in kürzeren Episoden auf. Auch bei Tieren kommt es zu einer allmählichen Entwicklung der zirkadianen Ruhe-Aktivitäts-Rhythmik. Schließlich ist auch der sehr hohe REM-Schlafanteil im frühen Lebensalter typisch. Die Ratte beispielsweise verbringt in den ersten zehn Tagen nach der Geburt 72% ihrer Schlafzeit im REM-Schlaf, im erwachsenen Alter dagegen nur 15–20%. Ähnliche Verhältnisse finden sich bei der Katze. Hingegen ist beim Meerschweinchen, das in einem viel reiferen Entwicklungszustand zur Welt kommt, der REM-Schlafanteil nach der Geburt viel kleiner als bei der Ratte oder der Katze und nimmt in den folgenden Wochen auch viel weniger ab. Doch muss auch bei diesen Tieren einschränkend festgestellt werden, dass die Schlafstadien nach der Geburt noch nicht so eindeutig und zuverlässig unterschieden werden können wie im erwachsenen Alter.

DIE SUCHE NACH DER FUNKTION DES SCHLAFS

Theorien und Spekulationen

Es ist immer noch unklar, wozu der Schlaf eigentlich dient, d.h. welche Funktion oder Funktionen er erfüllt. Allerdings gibt es dazu einige Theorien und zahlreiche Spekulationen. Wenn man den Schlaf evolutionsbiologisch betrachtet, so ist es wahrscheinlich, dass er eine für das Überleben wichtige Anpassung an die Umwelt darstellt. Der Schlaf als »erzwungene« Ruhe könnte es Tieren ermöglichen, Gefahren zu vermeiden, die zu bestimmten Tageszeiten durch die Umgebung (z.B. Dunkelheit, Kälte) oder durch die belebte Umwelt (z.B. Raubtiere) drohen. Indem der Schlaf zu bestimmten Tageszeiten erfolgt, kann ein Tier sein Versteck im günstigsten Zeitpunkt verlassen, um Nahrung zu suchen. Dies könnte der Grund sein, weshalb viele Nagetiere nachts oder zur Dämmerungszeit aktiv sind und tagsüber schlafen, zu einer Zeit, da sie durch ihre Feinde besonders gefährdet sind. Bei Pflanzenfressern ist die Nahrung Tag und Nacht gleichermaßen verfügbar, so dass sich etwa der Schlaf der Kühe und Schafe über den ganzen Tag verteilt. Der amerikanische Schlafforscher Wilse Webb meint, dass dieses Schlafverhalten auch deshalb sinnvoll ist, weil sich die Tiere meist auf offener Weide bewegen, wo sich wenig Verstecke bieten. Die Beschaffenheit der pflanzlichen Nahrung zwingt die Tiere zudem zum fast ununterbrochenen Fressen. Der Umstand, dass sich die Tiere in Herden bewegen, erhöht wahrscheinlich ihre Sicherheit während des Schlafs, da immer einige Tiere wach sind und das Herannahen von Feinden signalisieren können.

Auch bei Menschen lässt sich eine Anpassung des Schlafs an die Umgebung beobachten. In südlichen Ländern ist die Siesta immer noch verbreitet und erlaubt es, zur unerträglich heißen Mittagszeit einen Teil des Schlafs zu absolvieren und dafür in den kühlen Abendstunden länger wach zu bleiben.

Wie der Schweizer Nobelpreisträger Walter Rudolf Hess ausführte, gehört der Schlaf zu den trophotropen Vorgängen im Organismus. Diese dienen der Restitution und Erholung und sind gekennzeichnet durch körperliche Ruhe, Muskelentspannung, verminderte Herz- und Atemtätigkeit und Verdauung der Nahrung. Es ist vor allem das parasympathische Nervensystem, das in diesen Phasen aktiviert ist, während die Aktivität des sympathischen Nervensystems vermindert ist.

Ein besonderes Rätsel stellt der REM-Schlaf dar. Da dieses Schlafstadium vor allem in frühen Entwicklungsstadien des Organismus ausgeprägt ist, hat der französische Schlafforscher Michel Jouvet vorgeschlagen, er diene der Programmierung von Vorgängen im Gehirn. Genetisch gesteuerte Aktivitäten im Gehirn würden entlang bestimmter Bahnen erfolgen und dadurch Funktionen »einüben«, die im Wachzustand noch nicht ausgeführt werden könnten. Die Hemmung der Willkürmuskulatur im REM-Schlaf würde dabei die Aktivierung motorischer Funktionen ohne nachteilige Wirkungen erlauben.

Experimentelle Untersuchungen dieser Hypothese lassen sich leider schwer konzipieren.

Der amerikanische Schlafforscher Fred Snyder vertrat die so genannte »Wächter-Hypothese« (sentinel hypothesis). Sie besagt, dass dank dem wachähnlichen EEG-Muster des REM-Schlafs sowie dem kurzen Erwachen, das häufig auf den REM-Schlaf folgt, eine periodische Überwachung der Umgebung erlaubt. Diese Hypothese lässt sich schwer experimentell überprüfen. Die Bedeutung des REM-Schlafs ist nach wie vor geheimnisvoll und ungeklärt.

Wenn man gut geschlafen hat, fühlt man sich erfrischt und erholt. Der Schlaf könnte daher vor allem der Erholung dienen, doch worin besteht dieser Vorgang? Im Jahre 1932 schrieb Walter Rudolf Hess: »Die speziellen Mechanismen, die im Schlaf Erholung bringen, sind in den Geweben verborgen und noch nicht vollständig erklärbar. Obwohl sich ihre Existenz bloß aus ihren Wirkungen ableiten läßt, bilden sie das Kernproblem des Schlafes. Das Ruhen der Sinnesorgane, Muskeln und psychischer Funktionen sind nur sekundäre Faktoren, welche die Erholung in den Geweben ermöglichen.« Leider sind wir in der Zwischenzeit der Lösung dieses Problems noch nicht viel näher gekommen. Allerdings stellt das Konzept des »lokalen Schlafes« einen vielversprechenden, neuen Ansatz dar, um diesen Fragen weiter nachzugehen.

Lokaler Schlaf

Dient der Schlaf der Erholung jener Hirnstrukturen, die während des Wachens besonders beansprucht worden sind? Diese Betrachtungsweise legt nahe, den Schlaf nicht nur als globalen Vorgang anzusehen, der das gesamte Gehirn erfasst, sondern als ein Geschehen, das in verschiedenen Hirnregionen in unterschiedlicher Weise auftritt. Erste Hinweise in diese Richtung stammten aus Untersuchungen am Delphin. Der Delphin ist ein Meeressäuger, der die typischen EEG-

Merkmale des Tiefschlafs aufweist. Das besondere ist allerdings, dass die langsamen Tiefschlafwellen im EEG jeweils nur in einer Hirnhälfte auftreten, während in der anderen Hirnhälfte ein Wach-EEG vorherrscht. Nach einiger Zeit kommt es zum Wechsel: Die zuvor »wache« Hirnhälfte zeigt nun die typischen Schlafwellen während die vormals »schlafende« Hirnhälfte ein Wach-EEG aufweist. Niemals treten die Tiefschlafwellen in beiden Hirnhemisphären gleichzeitig auf. Dieses außergewöhnliche Muster zeigt, dass der Schlaf nicht unbedingt das gesamte Gehirn gleichmäßig erfasst. Die langsamwellige EEG-Aktivität ist ein Indikator der Schlafhomöostase. Könnte auch der homöstatische Prozess nur einen Teil des Gehirns umfassen? Die russische Forschergruppe von Lev Mukhametov konnte tatsächlich nachweisen, dass die beiden Hirnhälften des Delphins unterschiedlich auf Schlafentzug reagieren. Wurde der Tiefschlaf selektiv in einer Hirnhemisphäre verhindert, so zeigte sich die Schlafintensivierung des EEGs nur in dieser Hemisphäre, nicht jedoch in der anderen.

Die Frage stellt sich, ob es einen vergleichbaren »lokalen Schlaf« auch beim Menschen gibt. Zusammen mit Herbert Kattler und Derk-Jan Dijk haben wir folgendes Experiment durchgeführt: Versuchspersonen wurde während sechs Stunden an einer Hand ein Vibrationsreiz appliziert. Man weiß, dass ein solcher Reiz die »Handregion« in der gegenseitigen Hirnrinde selektiv aktiviert. Nach dieser Stimulation gingen die Versuchspersonen schlafen und ihr Schlaf-EEG wurde registriert. Es zeigte sich, dass nach Stimulation der dominanten rechten Hand die langsamwellige Aktivität im Schlaf-EEG über der linken Hirnrinde zunahm. Dieser Effekt war nur in der EEG-Ableitung über der betreffenden Hirnregion zu beobachten und blieb auf die erste Stunde des Schlafs beschränkt. Das während der Wachzeit stark beanspruchte Hirngebiet schien also intensiver zu schlafen.

Neue Untersuchungen von Vlad Vyazovskiy und Irene Tobler haben dieses Phänomen auch bei Versuchstieren bestätigt. Der Schlaf scheint demnach nicht nur global aufzutreten, sondern auch eine lokale Komponente aufzuweisen, die von der vorgängigen Beanspruchung der Hirnregion während des Wachens beeinflusst wird. Der Schlaf könnte also für die Gewährleistung von Hirnfunktionen auf der Ebene von Zellnetzwerken, ja vielleicht sogar von einzelnen Nervenzellen, erforderlich sein (**Schlaf und Gehirn**).

S. 86

Schlaf und Lernen

Schon lange wird diskutiert, ob der Schlaf bei Lern- und Gedächtnisprozessen eine günstige Wirkung ausüben könnte und das Interesse an diesen Fragen ist in den letzten Jahren sogar weiter gestiegen. Dies nachdem verschiedene Befunde veröffentlicht worden waren, die tatsächlich auf eine begünstigende Wirkung des Schlafs auf das Lernen und das Gedächtnisvermögen hinweisen. Eine wichtige Frage ist dabei, welche Art des Lernens betroffen ist. Ist es das prozedurale Lernen, das beim Einprägen von Bewegungsmustern ohne Einfluss des Bewusstseins vor sich geht? Zu dieser Art von Prozessen gehört beispielsweise das Erlernen des Radfahrens und der damit verbundenen körperlichen Bewegungsabläufe. Oder geht es um das deklarative Lernen, bei dem neue Inhalte bewusst memoriert und mit vorhandenem Wissen verknüpft werden müssen? Bei beiden Arten des Lernens könnte der Schlaf eine Reaktivierung und Verarbeitung neuer Informationen fördern. In einer kürzlich durchgeführten Untersuchung haben Julie Gottselig und Mitarbeitende in Zürich weiter abgeklärt, welche Mechanismen bei Schlafepisoden das Lernen begünstigen könnten. Im Mittelpunkt der Studie stand die Frage, ob sich nicht nur der Schlaf, sondern auch Ruheepisoden auf das Lernen positiv auswirken könnten. Versuchspersonen absolvierten eine Lernaufgabe, bei welcher es um die korrekte Erkennung von Tonfrequenzen ging. Wiederholte Tests ergaben eine Lernkurve. Nach einer Kontroll-Lernperiode, der sich alle Versuchspersonen unterzogen, wurden diese in verschiedene Gruppen aufgeteilt. Eine erste Grup-

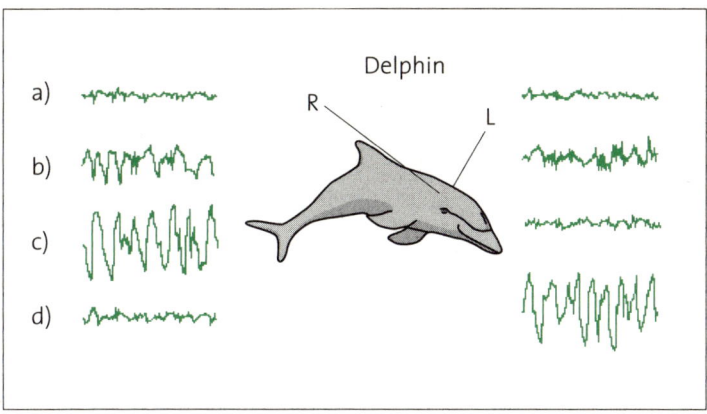

Abbildung 31: Der Delphin schläft abwechselnd mit der rechten und linken Hirnhälfte. (a) Wenn das Tier aktiv ist, weisen beide Hirnhälften rechts (R) und links (L)
ein Wachmuster auf. (b) Wird der Delphin ruhiger, beobachtet man in beiden Hirnhälften eine Verlangsamung der EEG-Frequenzen und eine Erhöhung der Amplitude. (c und d) Im Tiefschlaf weist der Delphin jeweils nur in einer Hirnhälfte ein
typisches Schlafmuster auf, während in der anderen Hälfte ein typisches Wachmuster auftritt.

pe hatte Gelegenheit zu einem Tagesschlaf, der im Mittel 77 Minuten betrug. Während derselben Zeit lag eine zweite Gruppe in einem verdunkelten Raum wach und eine dritte Gruppe schaute sich
einen Film an. Nach einem weiteren, ca. einstündigen Intervall absolvierten alle Versuchspersonen eine zweite Session mit der Lernaufgabe. Die Gruppe, welche weder schlief noch ruhte, zeigte keine
Veränderung der Lernleistung zwischen der ersten und zweiten Test-
periode. Dagegen war sowohl bei der Schlaf- wie bei der Ruhegruppe
eine Leistungsverbesserung zu beobachten. Die Schlafgruppe über-
traf die Ruhegruppe, doch war der Unterschied statistisch nicht signifikant. Ebenso war eine Leistungsverbesserung in einer vierten Un-
tergruppe zu beobachten, bei der sich die zweite Lernsession direkt
an die erste anschloss.

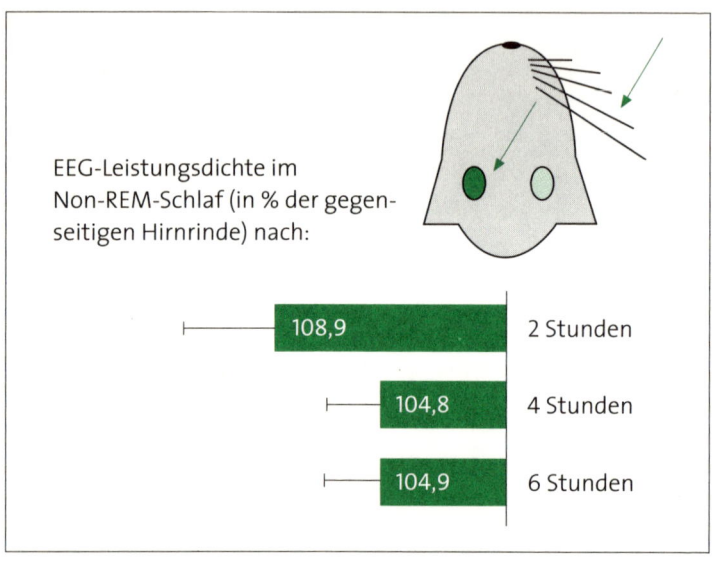

EEG-Leistungsdichte im
Non-REM-Schlaf (in % der gegenseitigen Hirnrinde) nach:

108,9	2 Stunden
104,8	4 Stunden
104,9	6 Stunden

Abbildung 32: Die Ratte benützt die empfindlichen Schnauzhaare zur Exploration ihrer Umgebung. Die von den Schnauzhaaren ausgelösten Nervenreize werden in einen umschriebenen Bereich der gegenseitigen Hirnrinde geleitet. Entfernt man die Schnauzhaare auf einer Seite, kann dieser Bereich nur noch einseitig aktiviert werden. In der nachfolgenden Non-REM-Schlafepisode ist die langsamwellige Aktivität auf jener Seite der Hirnrinde ausgeprägt, welche während des Wachens Impulse von den Schnauzhaaren erhalten hatte.

Diese Untersuchung stützt die These, dass der Schlaf das Lernen dadurch begünstigt, dass er die Interferenz des Lernvorgangs mit anderen Lerninhalten ausschaltet. Diese Wirkung hat möglicherweise in etwas vermindertem Ausmaß auch Ruhe ohne Schlaf. Die günstige Wirkung von Meditation könnte auf ähnlichen Prinzipien beruhen.

Obwohl durch diese Befunde ein direkter Einfluss des Schlafs auf Lernen und Gedächtnis nicht ausgeschlossen werden kann, erscheint eher die Vermeidung interferierender Einflüsse, also sozusagen eine »Out-Zeit« des Gehirns als wichtiger Faktor.

VERTIEFUNGEN

Quantitative EEG-Analyse

Früher erfolgte die Aufzeichnung der Hirnstromkurven (EEG) ausschließlich auf Papier. Heute erfasst man diese Signale elektronisch. Dazu muss das verstärkte Signal nach geeigneter Filterung in regelmäßigen Abständen abgetastet, d.h. von einer analogen in die digitale Form übergeführt werden. Die Abtastrate wählt man so, dass die höchsten Frequenzkomponenten wiedergegeben werden. Im Allgemeinen werden Abtastraten von mindestens 128 Hz benutzt. Auch die digitale Auflösung der Amplitude muss so gewählt werden, dass selbst kleine Veränderungen sichtbar sind (z.B. Amplitudenschritte von 0,2 Mikrovolt). Den durch die Rundung der diskreten abgetasteten Amplitudenwerte entstehenden Fehler bezeichnet man als Quantisierungsrauschen des Signals. Dieses Rauschen wird mit zunehmender Auflösung der Amplitude kleiner. Die Größe lässt sich durch das Signalrauschverhältnis in Dezibel ausdrücken.

Wenn zur Abtastung eines Signals eine ungenügende Frequenz verwendet wird, kann dies zum so genannten Aliasing und zu Falschinterpretationen führen. Entsprechend dem Nyquist-Theorem muss die Abtastfrequenz mindestens zweimal die höchste im Signal vorhandene Frequenz betragen. Mit einem analogen Tiefpassfilter lässt sich der unerwünschte Aliaseffekt vermeiden.

Das digitalisierte Signal wird gespeichert; dadurch können die erfassten Signale nicht nur graphisch auf dem Bildschirm dargestellt, sondern auch quantitativ analysiert werden. Im Vordergrund steht dabei die Spektralanalyse, dank der sich die Frequenzkomponenten einzeln bestimmen lassen. Dies erfolgt beispielsweise für Frequenzabschnitte (Bins) von 0,5 Hz oder 1 Hz. Voraussetzung für die Spektralanalyse ist zum einen eine ausreichend hohe Abtastrate, zum

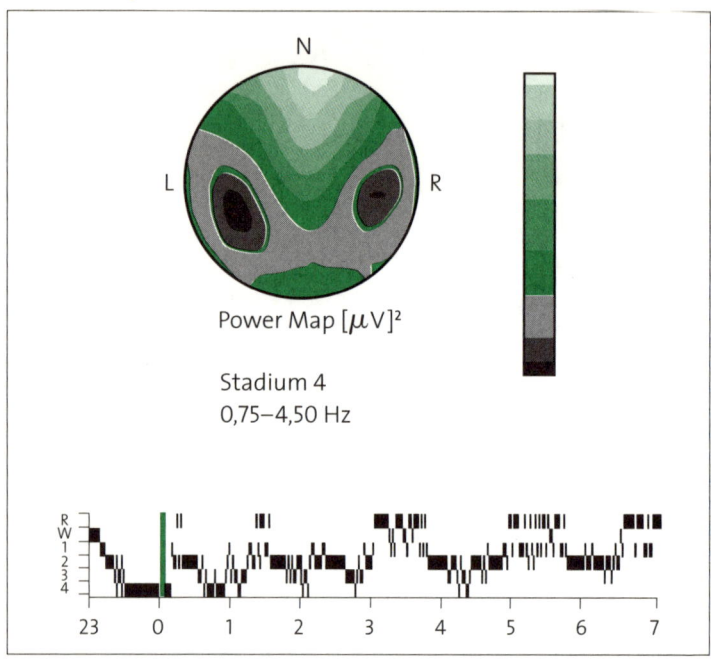

Abbildung 33: Mit der Methode des Brainmapping kann die Verteilung der Leistungsspektren des EEGs über der Kopfoberfläche erfasst werden. Die langsamwellige Aktivität des Schlaf-EEGs zeigt deutliche regionale Unterschiede: Im Tiefschlaf (Stadium 4) treten die höchsten Werte in den frontalen Bereichen auf. Dies könnte auf einen hohen Erholungsbedarf der frontalen Hirnrinde hinweisen.

andern muss das analysierte Signal stationär sein; die statistischen Eigenschaften dürfen sich also im Verlauf der Zeit nicht verändern. Diese Methode hat den Vorteil, dass die Frequenzkomponenten auch bei einem verrauschten Signal noch identifiziert werden können.

Bei der Spektralanalyse verwendet man häufig die »Fast Fourier Transform«-(FFT) Methode. Dabei werden die komplexen Spektralwerte mit einem realen und imaginären Teil berechnet und die spektrale Leistungsdichte durch die quadrierten Absolutwerte für jedes

Bin ausgedrückt. Bei der Analyse von Schlaf-EEGs werden gewöhnlich kurze Epochen einer Spektralanalyse unterzogen (z.B. 4 Sekunden). Danach wird ein geglättetes Leistungsspektrum berechnet, in dem die Mittelwerte über aufeinander folgende Epochen gemittelt werden (z.B. 5 Epochen für 20-Sekunden-Episoden). Die Spektralwerte werden in Mikrovolt^2 ausgedrückt.

Obwohl die Spektralanalyse keine Analyse einzelner Wellen erlaubt, lassen sich bestimmte Komponenten (z.B. langsamwellige Aktivität, α-Aktivität, Spindelaktivität) erfassen. Diese können über die ganze Nacht hinweg verfolgt werden.

Bei der Methode des »Brainmapping« werden Ableitungen von vielen Elektroden verwendet. Dadurch wird es möglich, die Feldverteilung über die ganze Kopfoberfläche zu erfassen. Die Analyse dieser Verteilung erlaubt dann eine spektrale Kartographie. So konnte gezeigt werden, dass die langsamwellige Aktivität vor allem in frontalen Bezirken hoch ist, während sich die Spindelaktivität auf den weiter hinten liegenden centro-parietalen Kortex konzentriert.

Die quantitativen Signale lassen sich auch in Bezug auf ihre gegenseitige Abhängigkeit analysieren. Dazu dient die Kohärenzanalyse. Sie erlaubt beispielsweise den Vergleich des EEGs der beiden Hirnhemisphären. Schließlich ist es mit neuen Methoden (z.B. LORETA) möglich, Regionen im Gehirn zu lokalisieren, die für die Entstehung der EEG-Signale maßgebend sind (EEG-Generatoren). Dieses Verfahren basiert auf bestimmten, vereinfachenden Annahmen.

Forcierte Desynchronisation und konstante Routine

Zwei Prozesse sind an der Schlafregulation beteiligt: ein homöostatischer schlaf-wachabhängiger Prozess und ein zirkadianer, von der inneren Uhr gesteuerter. Wie lassen sich diese beiden Prozesse getrennt untersuchen und ihre jeweiligen Anteile an der Gesamtregulation bestimmen? Das sehr aufwändige Versuchsprotokoll der forcierten Desynchronisation (forced desynchrony) basiert auf der Tatsache, dass zirkadiane Rhythmen nur über einen beschränkten Periodenbereich durch äußere Zeitgeber (z.B. Hell-Dunkel-Rhythmus) synchronisiert werden können. Weicht der Zeitgeber stark von 24 Stunden ab, kommt es zum Freilauf des zirkadianen Rhythmus. Dieser Umstand wird beim Protokoll der forcierten Desynchronisation ausgenützt, d.h. den Versuchspersonen wird ein Schlaf-Wach-Rhythmus vorgegeben, der sich deutlich vom normalen 24-Stunden-Rhythmus unterscheidet. Bei einer Versuchsserie an der Harvard Medical School lebten Versuchspersonen während mehrerer Wochen ohne Kenntnis der Uhrzeit mit einem 28-Stunden-Schlaf-Wach-Rhythmus. Um die normale Verteilung von Schlaf (1/3) und Wachen (2/3) beizubehalten, betrug die vorgegebene Bettzeit 9 1/3 Stunden, die Wachzeit 18 2/3 Stunden. Die Versuchsleitung sorgte rund um die Uhr dafür, dass diese Vorgaben eingehalten wurden. Unter diesen experimentellen Bedingungen kommt es zum Freilauf der zirkadianen Rhythmen, die im Mittel eine Periodik von 24,2 Stunden einnehmen.

Als Indikator der Phasenlage des zirkadianen Rhythmus dient die Rektaltemperatur, die kontinuierlich gemessen wird. Auch zirkadian regulierte Hormone wie Melatonin und Kortisol können durch periodische Blutentnahmen und aus Speichelproben bestimmt werden. Wegen der unterschiedlichen Periodik des zirkadianen Rhythmus und des Schlaf-Wach-Rhythmus finden Schlafepisoden während des Versuchs in unterschiedlichen zirkadianen Phasenbereichen statt. Liegt die Schlafepisode in einer zirkadianen Phase, die den Ausgangsbedingungen entspricht, so findet der Schlaf bei tiefer Körpertemperatur und hoher Melatoninsekretion statt. In dieser Situation beobachtet man eine hohe Schlafkontinuität. Bei der gegenteiligen Phasenlage ist der Schlaf fragmentiert. Mit dem Protokoll der forcierten Desynchronisation lässt sich bestimmen, in welchem Ausmaß die verschiedenen Komponenten des Schlafs und das Schlaf-EEG (z.B. REM-Schlafanteil, langsamwellige EEG-Aktivität) durch homöostati-

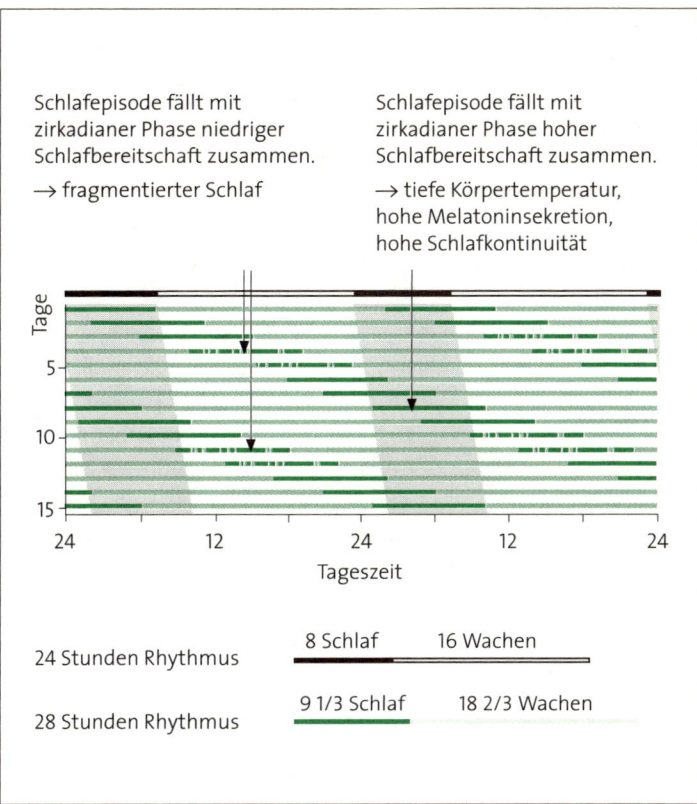

Abbildung 34: Bei der forcierten Desynchronisation leben Versuchspersonen unter einem 28-Stunden-Schlaf-Wach-Rhythmus, der aus 1/3 Schlaf (grüne Balken) und 2/3 Wachen (weiße Balken) besteht. Da keine Zeitinformation vorliegt, kommt es zu einem Freilauf des zirkadianen Rhythmus mit einer Periodik von 24,2 Stunden. Die graue Fläche entspricht der Phase des zirkadianen Rhythmus, in welchem die Schlafbereitschaft hoch ist. Die durch den Versuch vorgegebene Schlafzeit fällt somit im Laufe des Versuchs in verschiedene Phasen des zirkadianen Rhythmus. Erfolgt der Schlaf zur Zeit hoher zirkadianer Schlafbereitschaft (grauer Bereich), schläft die Versuchsperson gut (A). Fällt die vorgegebene Schlafzeit in die gegensätzliche Phase, so ist der Schlaf fragmentiert (B).

sche und zirkadiane Faktoren bestimmt werden. So ist beispielsweise der Anteil des REM-Schlafs am Gesamtschlaf in hohem Ausmaß durch zirkadiane Faktoren bestimmt, während die langsamwellige Aktivität des EEGs weitgehend durch homöostatische Einflüsse reguliert wird.

Beim Protokoll der »konstanten Routine« (constant routine) geht es vor allem um die Analyse des zirkadianen Systems. Die erwähnten zirkadianen Marker werden zur Bestimmung von Phase und Amplitude der zirkadianen Rhythmen herangezogen. Marker wie die Körpertemperatur und Hormone (Melatonin und Kortisol) sind indessen auch äußeren, nicht zirkadianen Einflüssen unterworfen. Beispielsweise wird die Körpertemperatur durch motorische Aktivität oder ein opulentes Mahl erhöht. Auch das »Stresshormon« Kortisol unterliegt äußeren Einflüssen. Das Protokoll der konstanten Routine dient der Minimierung dieser »Störfaktoren«. Versuchspersonen verbringen dabei 27 Stunden in halb liegender Stellung bei konstanter schwacher Lichtintensität. Sie werden die ganze Zeit hindurch wach gehalten, da auch der Schlaf als Störgröße vermieden werden muss, und nehmen in regelmäßigen Abständen isokalorische kleine Mahlzeiten ein. Während des ganzen Versuchs registriert man die Körpertemperatur (Rektaltemperatur und evtl. periphere Temperatur) kontinuierlich und bestimmt periodisch die Hormonspiegel. Dieses Protokoll wird angewendet, um Phase und Amplitude des zirkadianen Rhythmus nach vorgängigen Manipulationen möglich genau zu erfassen.

Genaueres zum Zwei-Prozess-Modell der Schlafregulation

Das Modell beruht auf der Annahme, dass der homöostatische und der zirkadiane Prozess interagieren. Die langsamwellige Aktivität des EEGs, auf welchen der Zeitverlauf von Prozess S beruht, wurde schon in den 70er Jahren des 20. Jahrhunderts charakterisiert. Die ame-

rikanischen Wissenschaftler Wilse Webb und Harman Agnew sowie Irwin Feinberg zeigten, dass im Laufe der Nacht eine regelhaf-
te Veränderung eintritt. Es gab bereits damals erste Ansätze, diese
Veränderungen quantitativ zu beschreiben. So wurde gezeigt, dass
die partielle oder totale Schlafdeprivation die langsamwellige Aktivität in der Erholungsnacht erhöht und dass Tagesschlafepisoden eine
gegenteilige Wirkung haben. Im Jahre 1982 vertrat der Autor dieses
Buches die Ansicht, es handle sich beim homöostatischen Prozess S
um einen exponentiellen Vorgang. Die Zeitkonstanten von S wurden
1984 von Serge Daan, Domien Beersma und Alexander Borbély beschrieben. In der Folge verfeinerten Peter Achermann und Mitarbeitende 1990 und 1993 das Modell, in das nun auch die Veränderungen
des Non-REM – REM-Zyklus einbezogen wurden. In der neueren Version des Modells nimmt Prozess S nicht mehr exponentiell ab, sondern entsprechend dem momentanen Niveau der langsamwelligen
Aktivität. Ein vor dem REM-Schlaf einsetzender REM-Trigger ist für
den Abfall der langsamwelligen Aktivität verantwortlich.

Die Anstiegsrate von S während der Wachzeit wurde vorerst nur
indirekt charakterisiert. Serge Daan und Mitarbeiter schätzten die
Zeitkonstante auf 18,2 Stunden. Mittels Tagesschlafepisoden in zwei
Stunden Abständen konnte der Anstieg von Prozess S weiter charakterisiert werden. Domien Beersma, Serge Daan und Derk-Jan Dijk veröffentlichten 1987 eine genauere Beschreibung dieses Vorgangs. Lars
Torsvall und Torbjörn Åkerstedt berichteten im Jahre 1987, dass Komponenten des Wach-EEGs (Alpha- und Theta-Aktivität) ebenfalls einen
Hinweis auf die zunehmende Schlaftendenz im Wachen aufwiesen.

Die zirkadiane Komponente C wurde ursprünglich aus Daten er-
mittelt, welche aus der Schlafdauer bei verschiedenen Bettgehzei-
ten abgeleitet wurden. Die ursprünglich vorgeschlagene Sinuskurve
wurde im Modell von Daan, Beersma und Borbély zu einer schiefen
sinusoidalen Kurve verändert. Im Zwei-Prozess-Modell sind Manipulationen von C nicht enthalten. Das Modell von Richard Kronauer

(eine neue Version ist in der Arbeit von Jewett et al., 1999, beschrieben) erlaubt es, den Einfluss von Licht auf C zu simulieren.

Eine wichtige Frage ist, ob die Interaktion von S und C linear oder nichtlinear erfolgt. Megan Jewett und Richard Kronauer postulierten 1999 eine nichtlineare Interaktion, eine Annahme, die auf den forcierten Desynchronisationsexperimenten basierte. Allerdings wandte Peter Achermann 1999 ein, dass die Nichtlinearität auch durch die verwendeten Messgrößen erklärt werden könnte.

In einer weiteren Ausführung des Zwei-Prozess-Modells wurde auch die Schlafträgheit (sleep inertia) einbezogen, ein Phänomen, das die subjektiven und objektiven Nachwirkungen einer Schlafepisode bezeichnet.

Das Zwei-Prozess-Modell erlaubt die Simulation der Veränderungen von Vigilanz und Schläfrigkeit. Kumulative Wirkungen von chronischem Schlafentzug zeigen allerdings, dass möglicherweise weitere Prozesse im Spiele sind. Auf solche wurde von Hans van Dongen und Mitarbeitenden im Jahr 2003 hingewiesen.

Schlaf und Gehirn

Nach dem Ersten Weltkrieg verbreitete sich in Europa eine schwere, infektiöse Hirnentzündung (Encephalitis lethargica), die mit einem übermäßigen Schlafbedürfnis einherging. Die Untersuchung des Gehirns verstorbener Patienten zeigte Veränderungen von Zellen im Zwischenhirn. Anschließende Tierversuche belegten, dass Zellbereiche des Zwischenhirns tatsächlich an der Regulation von Schlafen und Wachen beteiligt sind. Man sprach damals von Schlaf- und Wachzentren im Gehirn. Heute betrachtet man als Substrat der Steuerung der Schlafregulation eher Netzwerke von Nervenzellen.

Die Frage, ob es sich beim Schlaf um einen passiven oder aktiven Hirnvorgang handle, beschäftigte die Neurophysiologen bereits in den ersten Jahrzehnten des letzten Jahrhunderts. Ersteres postuliert,

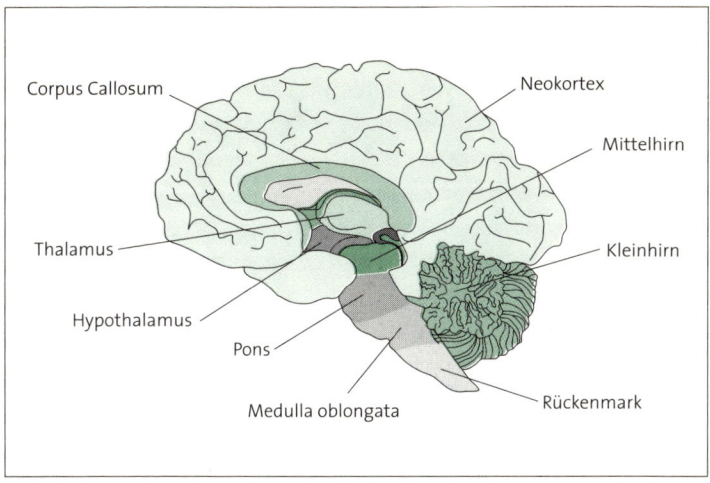

Abbildung 35: Schematische Darstellung der wichtigsten Hirnregionen beim Menschen.

dass das Gehirn den Wachzustand aufrecht erhalten muss und der Schlaf als ein passiver Vorgang mit dem ›Abschalten‹ des Wachens gleichzusetzen ist. Frederic Bremer, ein anerkannter belgischer Neurophysiologe, vertrat diese Auffassung. Er konnte in Tierversuchen zeigen, dass die Durchtrennung der Nervenbahnen, welche die Sinnesorgane mit dem Gehirn verbinden, zum Dauerschlaf führt. Ein prominenter Vertreter der These des aktiven Schlafs war hingegen der Zürcher Neurophysiologe und Nobelpreisträger Walter Rudolf Hess, der beobachtete, dass die elektrische Reizung des Zwischenhirns mittels implantierter Elektroden Schlaf induziert.

Die Kontroverse um die Regulationsmechanismen des Schlafs wurde Ende der 40er Jahre neu belebt, als der italienische Neurophysiologe Giuseppe Moruzzi und der amerikanische Hirnforscher Horace Magoun berichteten, dass elektrische Reizung im Hirnstamm ein schlafendes Tier augenblicklich weckt. Nachfolgende Studien zeigten, dass diese Weckwirkung über ein weitverzweigtes Netzwerk von Zellen erfolgte, wobei die Nervenfasern sowohl abwärts ins Rückenmark als auch aufwärts ins Vorderhirn ziehen. Dieses Netzwerk ist unter dem Namen Formatio reticularis bekannt und wird wegen seiner funktionellen Eigenschaften auch als retikuläres Arousalsystem bezeichnet.

In den 60er und 70er Jahren konzentrierte sich das Interesse zunehmend auf die Botenstoffe (Neurotransmitter), welche Signale zwischen Nervenzellen im Gehirn übermitteln. Im Zentrum standen Noradrenalin und Serotonin, beides weit verbreitete Neurotransmitter, die in spezifischen Nervenzellen des Hirnstamms synthetisiert werden. Die Fortsätze (Axone) dieser Zellen projizieren sowohl ins Vorderhirn als auch ins Rückenmark. Auch Neurotransmitter im Zwischenhirn sind an der Schlaf-Wach-Regulation beteiligt. Hier sind es vor allem Zellen, die für die Signalübertragung das Monoamin Histamin und das Neuropeptid Orexin verwenden. Ihre Aktivierung begünstigt den Wachzustand.

Während die den Non-REM-Schlaf beeinflussenden Kerngebiete und Nervenbahnen weite Hirnbereiche umfassen, sind die für den REM-Schlaf verantwortlichen Zellen im Brückenhirn (Pons) lokalisiert. Als wichtiger Botenstoff dient Acetylcholin. Die Nervenzellen senden ihre Fasern einerseits ins Rückenmark, wo sie die für den REM-Schlaf typische Hemmung der Motorik und des Muskeltonus bewirken. Andererseits sind die ins Vorderhirn projizierenden Fasern für das kleinwellige, hochfrequente EEG verantwortlich. Schaltet man die Nervenzellen im Pons gezielt aus, verschwindet der REM- Schlaf. Injiziert man in den Pons kleinste Mengen einer Substanz, welche Acetylcholin-Rezeptoren stimuliert, wird ein dem REM-Schlaf ähnlicher Zustand ausgelöst.

Ein wichtiges Kerngebiet des Zwischenhirns ist der Thalamus; er empfängt unter anderem als Relaisstation Signale aus den Sinnesorganen und leitet sie in die Hirnrinde weiter. Im Wachzustand werden die Signale problemlos übertragen. Mit zunehmender Schlaftiefe vermindert sich die Fähigkeit der thalamischen Nervenzellen, Signale weiterzuleiten, da ihr Membranpotential zunimmt. Verantwortlich dafür ist die Reduktion aktivierender Einflüsse aus dem Hirnstamm. Beim Übergang vom Wachzustand in den tiefen Non-REM-Schlaf ändert sich die elektrische Tätigkeit der in die Hirnrinde projizierenden Nervenzellen des Thalamus: Die regelmäßige Abfolge von Entladungen geht in ein Muster über, bei welchem auf Perioden von Inaktivität Perioden hochfrequenter Aktivität (Bursts) folgen. Dieses Entladungsmuster ist das zelluläre Analogon der langsamwelligen Aktivität im EEG.

Man kann festhalten: Das Gehirn schläft nie. Sowohl im Wachen wie im Schlafen hält die Tätigkeit der Nervenzellen an. Wachen und Non-REM-Schlaf unterscheiden sich hauptsächlich im Aktivitätsmuster der Nervenzellen.

Schlafhygiene

Mit schlafhygienischen Maßnahmen soll der gute Schlaf gefördert werden. Dabei sind die folgenden Regeln zu beachten:

- Regelmäßige Bettgehzeit: Der Schlaf ist Teil eines biologischen Rhythmus. Häufige Verschiebungen der Schlafenszeit wirken sich ungünstig aus, da dadurch der Schlaf nicht in der optimalen zirkadianen Phasenlage erfolgt. Eine regelmäßige Bettgehzeit ist für den guten Schlaf wichtig.

- Genügende Schlafdauer: Der Schlaf sollte so lange andauern, dass man sich morgens ausgeruht und erholt fühlt. Die Schlafdauer ist individuell unterschiedlich. Es ist daher wichtig, den persönlichen Schlafbedarf zu kennen. Manche Menschen brauchen wenig Schlaf, andere viel. Dies gilt auch für Kinder. Mit zunehmendem Alter kann sich der Schlafbedarf verändern.

- Günstige Schlafumgebung: Das Schlafzimmer sollte dunkel, gut gelüftet und ruhig sein.

- Tagesschlaf: Gegen den Schlaf tagsüber (Nickerchen) ist nichts einzuwenden. Viele Leute fühlen sich wohler, wenn sie tagsüber kurz schlafen. Allerdings sollte man sich darüber im Klaren sein, dass der Tagesschlaf einen Teil der persönlichen Gesamtschlafquote ausmacht. Wenn also der nächtliche Schlaf zum Problem wird, kann dies daran liegen, dass der Tagesschlaf die Einschlaf- und Durchschlaf-Tendenz in der Nacht herabsetzt. Ein vorübergehender Verzicht auf den Tagesschlaf kann die Qualität des Nachtschlafs verbessern.

- Einschlafritual: Als Vorbereitung auf den Schlaf folgen die meisten Menschen, bevor sie ins Bett gehen, einem gleichbleibenden Handlungsablauf. Dieser sollte auf Entspannung und Ruhe ausgerichtet sein. Wenn immer möglich, sollte man anstrengende und anspruchsvolle Tätigkeiten in den Stunden vor dem Einschlafen vermeiden. In einem ruhigen, erholsamen Schlaf kann man vom Tagesgeschäft ganz »abschalten«. Gelingt dieses Abschalten nicht, so kann es leicht geschehen, dass man nachts ständig um sorgenvolle Gedanken kreist; dadurch kommt es zu unruhigem und gestörtem Schlaf.

- Gelegentliche Schlafstörung: Bei den meisten Menschen kommt es gelegentlich zu einer schlechten und gestörten Nacht. Dies ist noch kein Anlass zur Sorge. Wenn man einmal nicht schlafen kann, ist es besser, nicht lange liegen zu bleiben und sich schlaflos im Bett zu wälzen. Man sollte eher aufstehen und einer ruhigen Beschäftigung nachgehen (z.B. Lesen, Handarbeit) und erst ins Bett zurückgehen, wenn man sich wirklich müde fühlt. Meistens stellt sich der Schlaf dann bald ein.

- Vermeidung schlafstörender Einflüsse: Genussmittel wie Kaffee und Alkohol können den Schlaf beeinträchtigen. Empfindliche Personen sollten bereits nachmittags auf koffeinhaltige Getränke verzichten. Schwere Mahlzeiten oder anstrengende geistige oder körperliche Tätigkeiten abends können den Schlaf ebenfalls stören.

Verhaltenstherapie bei chronischer Insomnie

Die chronische Insomnie ist eine weit verbreitete Störung. Sie wird oft mit Schlafmitteln behandelt; diese haben aber auch Nebenwirkungen und wirken nur, solange man sie einnimmt. Bei der kognitiven Verhaltenstherapie, deren Wirksamkeit mittlerweile eindeutig nachgewiesen werden konnte, kommt es dagegen zu keinen unerwünschten Wirkungen. Die Behandlung besteht aus verschiedenen Komponenten, die einzeln oder in Kombination angewendet werden:

1. Stimuluskontrolle: Die Patienten und Patientinnen werden angewiesen, nur dann zu Bett zu gehen, wenn sie sich müde fühlen. Zudem sollten sie immer zur selben Zeit am Morgen aufstehen. Wenn nachts während zehn Minuten kein Schlaf auftritt, so sind sie gehalten aufzustehen. Das Ziel dieser Maßnahme ist, konditionierte schlafstörende Einflüsse der Umgebung zu minimieren bzw. zu verhindern.

2. Schlafbegrenzung: Durch die Begrenzung der Schlafzeit soll erreicht werden, dass die Schlafeffizienz zunimmt und damit positive Assoziationen zwischen dem Schlafvorgang und dem Bett verstärkt werden.

3. Schlafhygienische Maßnahmen: Mit schlafhygienischen Maßnahmen werden Faktoren, die für einen guten Schlaf wichtig sind, gefördert und solche, die den Schlaf hemmen, vermieden. Zu letzteren gehören Koffein, Alkohol, Nikotin und der Tagesschlaf. Auch sollten vier Stunden vor dem Bettgang keine körperlichen Anstrengungen mehr unternommen werden.

4. Entspannung: Diese kann durch progressive Muskelentspannung, Atemtraining, autogenes Training, Biofeedback, Meditation, Yoga und Hypnose herbeigeführt werden. Alle diese Maßnahmen sind geeignet, den psychophysiologischen Wachzustand herabzusetzen.

5. Anhalten störender Gedanken: Durch geeignete Verfahren sollen Gedanken, die den Schlafeintritt stören, unterbrochen bzw. vermieden werden.

6. Paradoxe Intention: Wie der Name sagt, soll auf paradoxe Art die Schlafbereitschaft erhöht werden, indem man Patienten und Patientinnen anweist, nach dem Bettgang wach zu bleiben. Diese Maßnahme soll die Angst vor dem Nicht- Schlafen-Können herabsetzen.

7. Kognitive Neustrukturierung: Diese umfasst die Neustrukturierung der Einstellung gegenüber dem Schlaf und insbesondere den Abbau von irrationalen Vorstellungen über den Schlaf.

8. Imaginationstraining: Dabei stellt man sich Gegenstände vor, die Einschlafstörungen entgegenwirken sollen.

Wie schon erwähnt, wurde der Erfolg dieser therapeutischen Maßnahmen durch verschiedene Untersuchungen bestätigt. Fest steht aber auch, dass 20% bis 25% der Patienten und Patientinnen nicht auf die Therapie ansprechen. Auch ist die Besserung gesamthaft gesehen submaximal, d.h. dass die Patienten und Patientinnen nicht zu guten Schläfern und Schläferinnen werden. Bei anderen psychischen Störungen wie Panikerkrankung, Depression, genereller Angsterkrankung und posttraumatischer Stresserkrankung hat sich die kognitive Verhaltenstherapie als wirksamer erwiesen als bei chronischen Schlafstörungen.

Risiken des Schlafmangels

Unerkannte Schlafstörungen können die Schlaftendenz tagsüber stark erhöhen. Hier ist vor allem die Schlafapnoe zu nennen, eine im Schlaf auftretende Atemstörung, die den Erholungsvorgang stark beeinträchtigt. Bei Schlafapnoe-Patienten ist die Schlafkontinuität nicht mehr vorhanden, da der Schlaf immer wieder unterbrochen wird. Auch andere Schlafstörungen wie die Narkolepsie können den Nachtschlaf fragmentieren und die Erholungsfunktion des Schlafs herabsetzen.

Die australischen Schlafforscher Drew Dawson und Kathryn Reid haben die Auswirkung von Schlafmangel in Leistungstests untersucht und dabei festgestellt, dass die Beeinträchtigung der Leistungsfähigkeit mit jener nach Alkoholgenuss durchaus vergleichbar ist. Die Leistungseinbuße nach einer Wachperiode von 17 Stunden entsprach jener, die bei einer Alkoholkonzentration im Plasma von 0,5 Promille auftritt. Zudem können sich beide Faktoren verstärken, indem nach ungenügendem Schlaf bereits eine sehr kleine Menge von Alkohol die Schlafbereitschaft massiv erhöht.

Das Risiko von Fehlentscheiden infolge Schlafmangels ist in den Nachtstunden besonders groß, also zur Zeit der hohen zirkadianen Schlaftendenz. Katastrophale Unfälle wie der schwere Reaktorunfall des Atomkraftwerks »Three-Mile-Island« 1979 in Harrisburg, USA, oder die Ölpest-Katastrophe 1989 vor der Küste Alaskas, welche durch die Havarie der »Exxon Valdez« verursacht wurde, lassen sich wahrscheinlich unter anderem auf die hohe Schlaftendenz bei Nachtarbeit zurückführen.

Ein weiteres großes Risiko von Schlafmangel ist das Einschlafen tagsüber. Wenn man im Straßenverkehr auch nur für einen Sekundenbruchteil einschläft (Sekundenschlaf), kann dies katastrophale Auswirkungen haben. Immer wieder wird über Unglücksfälle berichtet, bei welchen ein Autobus oder ein Geländelastwagen aus unerklärlichen Gründen auf die Gegenfahrbahn geriet und mit entgegenkommenden Fahrzeugen zusammenstieß. Aktivitäts- und Ruhezeiten von Berufschauffeuren unterliegen zwar gesetzlichen Regelungen, aber ihr Einhalten ist schwierig zu überprüfen. Auch ist Ruhe nicht unbedingt mit Schlaf gleichzusetzen.

Gemäß einer kürzlich erschienenen Übersichtsarbeit ist Schläfrigkeit nach Alkohol der wichtigste unfallverursachende Faktor im Straßenverkehr. Umfragen haben ergeben, dass 11−31 % von Fahrzeuglenkern und Fahrzeuglenkerinnen berichten, am Steuer eingeschlafen zu sein. Bei den Lastwagenfahrern beträgt die Zahl 14−22 %.

Damit stellt sich die Frage nach Kriterien zur Bestimmung von Schläfrigkeit. Grundsätzlich gibt es zwei Ansätze: den Versuch einer Objektivierung der Schlaftendenz und die Messung der Auswirkung von Schläfrigkeit in Verhaltenstests. Der verbreitetste Test für die Feststellung der Schläfrigkeit ist der multiple Schlaflatenztest (MSLT). Dabei legt sich der Proband oder die Probandin in einem verdunkelten Raum nieder. Mit Hilfe von polysomnographischen Methoden wird festgestellt, wann der Schlaf eintritt. Sobald dies geschieht, wird die Person geweckt und nach zwei Stunden wird der Test wiederholt. Dieser Test wird häufig zur Objektivierung einer übermäßigen Schlaftendenz tagsüber herangezogen. Nach Schlafentzug kommt es zu einer massiven Reduktion der Schlaflatenz.

Mittels Verhaltenstests wird versucht, die Einbuße der Leistungsfähigkeit zu bestimmen. Wiederholte Reaktionstests können herangezogen werden, um die Häufigkeit von Fehlern zu bestimmen. Diese beruhen oft auf Mikroschlafepisoden, die gerade bei längeren Autofahrten so gefährlich sind. Die Reaktionszeit selbst wird durch Schlafmangel wenig tangiert und ist erst nach längerem Schlafentzug verlängert. Mit Fragebogen kann zudem festgestellt werden, wie Versuchspersonen ihre eigene Schläfrigkeit und Leistungsfähigkeit einschätzen. Schlafmangel führt häufig zu Fehleinschätzungen, was das Risiko zusätzlich erhöht.

Die Fahrtüchtigkeit wird sowohl durch homöostatische (Schlafmangel) als auch durch zirkadiane Faktoren beeinflusst. So lassen sich kritische Zeiten feststellen, in denen es besonders oft zu Verkehrsunfällen kommt. Dies ist in den frühen Morgenstunden zwischen 03.00 h und 05.00 h, aber auch in den frühen Nachmittagsstunden (14.00–16.00 h), zur Zeit des »Post-Lunch-Dip« der Fall.

Schlafmangel wird als Unfallursache immer noch nicht genügend ernst genommen, da er im Unterschied zum Alkohol nicht durch einen Test bestimmbar ist. Einem hohen Risiko sind Personen ausgesetzt, die unter Atemstörungen im Schlaf leiden. Die Schlafapnoe erhöht die Zahl der Unfälle um einen Faktor von 2 bis 6,3. Bei Narkolepsiepatienten hat man eine viermal höhere Unfallwahrscheinlichkeit festgestellt.

Wie lassen sich durch Schlafmangel verursachte Gefährdungen im Straßenverkehr vermeiden? Als Vorbeugung sind die Früherkennung sowie entsprechende Gegenmaßnahmen möglich. Im Allgemeinen merkt man es selbst, wenn während des Fahrens die Schläfrigkeit zunimmt und man immer mehr Mühe hat, wach zu bleiben. Trotzdem unterschätzen viele Leute das Einschlafrisiko. Man hat daher versucht, dieses durch physiologische Messgrößen zu definieren. In Fahrsimulatoren konnte gezeigt werden, dass die Frequenz des Lidschlusses mit der Schläfrigkeit korreliert und dass gewisse Veränderungen im EEG und der Pulsvariabilität auftreten. Die automatische Registrierung des Steuerverhaltens ist eine weitere mögliche Maßnahme um eine zunehmende Schläfrigkeit und Leistungseinbuße festzustellen. Abweichungen von der vorgegebenen Fahrlinie, vermehrte Kompensationen und Veränderungen der Geschwindigkeit können Hinweise für das wachsende Risiko darstellen.

Bis heute gibt es allerdings keine zuverlässigen, objektiven Prädiktoren des Einschlafrisikos. Eine bewusstere Selbstbeobachtung und verbesserte Selbsteinschätzung sind daher für eine wirksame Prävention wesentlich.

Um das Einschlafen am Steuer zu vermeiden, halten Experten die folgenden Maßnahmen für besonders wirksam: Unterbrechen der Fahrt, Koffeineinnahme, längerer Nachtschlaf vor dem Fahren und kurze Tagesschlafperioden (15–30 Minuten). Als nur sehr beschränkt wirksam gelten: Anhalten und um den Wagen spazieren, Rauchen, Essen und Trinken, das Radio während der Fahrt anstellen, Unterhaltung mit Mitfahrenden, Singen und das Gesicht mit kaltem Wasser bespritzen. Die Schlafforscher Jim Horne und Louise Reyner empfehlen als wirksamste Methode die kombinierte Einnahme von 150 mg Koffein und eine kurze Tagesschlafepisode von bis zu 15 Minuten Dauer.

Schlafentzugstherapie bei Depression

Der Tübinger Psychiater Walter Schulte berichtete 1966, dass Schlafentzug während einer Nacht eine Besserung der Depression bewirke. Seine Mitarbeiter, Burkhard Pflug und Rainer Tölle, erweiterten die ersten Befunde und führten größere Studien durch. Seit dieser Zeit wurde in einer größeren Zahl von Untersuchungen die Wirkung von Schlafentzug auf die depressive Symptomatik untersucht. Die therapeutische Wirkung hat sich bestätigt und man stellte in 55%–60% der Fälle eine Besserung fest. Die Schwankungsbreite der erfolgreichen Intervention ist auch auf die Definition von Patienten und Patientinnen, die ansprechen (so genannte Responders) und die nicht ansprechen (Nonresponders) zurückzuführen.

Bei einer Schlafentzugstherapie bleibt der Patient oder die Patientin während der ganzen Nacht wach und wird auch während des folgenden Tages am Schlafen gehindert. Die Besserung der depressiven Symptomatik ist oft schon während der Nacht oder in den frühen Morgenstunden zu beobachten. Jedoch kommt es meistens schon nach der folgenden Nacht mit Schlaf wieder zum Rückfall in die Depression. Dass die antidepressive Wirkung nicht andauert, ist ein gewichtiger Nachteil dieser Therapie. Die Rückfallrate beträgt gemäß den ebenfalls in Tübingen wirkenden Psychiatern Henner Giedke und Frank Schwärzler 50%–80%.

Nicht nur vollständige Schlafdeprivation führt zu einer antidepressiven Wirkung, sondern auch selektive oder partielle Schlafdeprivationen können diese Wirkung zeigen. So haben in einer bekannten Untersuchung der amerikanische Psychiater Gerald Vogel und Mitarbeiter eine selektive REM-Schlafdeprivation durchgeführt und im Vergleich zur Non-REM-Schlafdeprivation eine therapeutische Wirkung beschrieben. Diese Befunde ließen sich jedoch in weiteren Versuchen nicht bestätigen und heute wird bezweifelt, dass die REM-Schlafdeprivation eine spezifische Wirkung ausübt. Man nimmt an, dass die beobachtete Wirkung eine Folge des partiellen Schlafentzugs war.

Bei der partiellen Schlafdeprivation erfolgt der Schlafentzug nur während einer Nachthälfte. Entweder wird Schlaf in der ersten Hälfte zugelassen (Aufwecken um 1.30 Uhr) oder nur in der zweiten Hälfte, was durch eine späte Bettgehzeit realisiert wird. Das Fazit mehrerer Untersuchungen ist, dass zwischen den beiden wirksamen Prozeduren keine erheblichen Unterschiede festgestellt werden können.

Auch bei manisch-depressiven (bipolaren) Patienten kann Schlafentzug wirksam sein. Die Prozedur kann allerdings hypomanische oder manische Episoden provozieren. Verschiedene Studien galten der Frage, ob antidepressive Medikamente und Schlafentzug sich gegenseitig in ihrer Wirkung verstärken. Untersucht wurden die Zeit bis zum Eintritt der Wirkung, die Ausprägung der antidepressiven Wirkung sowie die Wirkungsdauer. Die Resultate solcher kombinierter Therapien sind recht widersprüchlich. Eine starke gegenseitige potenzierende Wirkung der beiden Verfahren ist wohl eher unwahrscheinlich.

Nicht nur der Schlafentzug selbst, sondern auch das Schlafen in einer ungünstigen Phase wurde zur Erklärung der depressogenen Wirkung des Schlafs herangezogen. Tatsächlich wurden durch Veränderungen der Phasenlage des Schlafs antidepressive Wirkungen beobachtet. Allerdings ist die Interpretation dieser Befunde dadurch erschwert, dass eine Vorverschiebung der Bettgehzeit gewöhnlich mit einer verminderten Schlafeffizienz verbunden ist, was einer partiellen Schlafdeprivation gleichkommt. Es ist daher unklar, welcher dieser Einflüsse für die therapeutische Wirkung verantwortlich ist. Weitere Erklärungsversuche umfassen die S-Defizienz-Hypothese, die anderswo beschrieben ist. Neuerdings wird auch wieder vermehrt die Aktivierung des dopaminergen Systems diskutiert.

Das Schlafverhalten von Tieren

Bei Haustieren lässt sich gut beobachten, wie vorbereitende Verhaltensweisen dem Schlaf vorangehen. Katze oder Hund führen plötzlich grabende Bewegungen aus, drehen sich um ihre eigene Achse und rollen sich schließlich zum Schlafen ein. Obwohl für sie die eingerollte Schlafstellung typisch ist, schlafen Katzen und Hunde zuweilen auch in Seitenlage mit ausgestreckten Beinen.

Bären, Mäuse und einige Hamster schlafen ebenfalls zusammengerollt und aneinander geschmiegt, wodurch sie ihre Körperwärme bewahren können. Große Säugetiere wie Pferde und Schafe findet man oft in der Seiten- oder Bauchlage. Allerdings gibt es auch das Schlafen im Stehen: Beispiele dafür sind Pferde und Elefanten. Die Zürcher Schlafforscherin Irene Tobler beobachtete mit Hilfe von Infrarot-Kameras und Zeitraffer-Video-Aufnahmen Tiere in ihrer nächtlichen Umgebung. So gelang es ihr nachzuweisen, dass adulte asiatische Elefanten nachts vier bis sechseinhalb Stunden schlafen, ein Elefantenbaby hingegen acht Stunden Schlaf braucht.

Die elektrophysiologische Registrierung der Hirnwellen zeigte, dass auch Pflanzenfresser während des Wiederkäuens in stehender, aber auch in liegender Stellung schlafen können. Wenn allerdings der REM-Schlaf eintritt, hört das Wiederkäuen auf und der Kopf ruht auf dem Boden oder auf den Beinen.

Auch Vögel weisen die typischen Schlafstellungen auf, die bei Säugetieren zu beobachten sind, sie zeigen aber im Unterschied zu Säugern niemals den Seitenschlaf. Die Schlafstellung ist je nach Vogelart unterschiedlich. Flamingos und Störche schlafen stehend auf einem Bein. Andere Vögel, wie Tauben, Enten und Schwäne ruhen in der Bauchlage.

Häufig wird der Kopf nach hinten gerichtet und der Schnabel ruht zwischen den Schulterfedern. Verschiedene Vögel zeigen diese Schlafstellung. Eine Ausnahme machen Vögel mit kurzem Hals, wie beispielsweise die Eule. Terrestrische Vogelarten schlafen auch in einer Stellung, bei welcher Kopf und Hals auf dem Boden ruhen. Eine besonders auffällige Schlafstellung weisen gewisse Papageienarten auf, die wie Fledermäuse mit dem Kopf nach unten hängend schlafen.

Ein bisher ungelöstes Problem stellen die Zugvögel dar, die während längerer Zeit über dem Meer fliegen und keine Landungsmöglichkeit haben. Hier könnten nur telemetrische Messungen der Hirnaktivität Aufschluss über ihren Vigilanzzustand geben. Diskutiert wird die Möglichkeit, dass sie während längerer Zeit ohne Schlaf auskommen könnten und danach ihren verlorenen Schlaf kompensieren würden. Diskutiert wird auch, ob der Schlaf während des Fliegens stattfinden könnte, vielleicht indem sich, wie bei gewissen Meeressäugern, nur eine Hirnhemisphäre im Schlaf befindet. Der amerikanische Schlafforscher Charles Amlaner hat mehrere Arbeiten veröffentlicht, in welchen er einen Schlafzustand mit einem geöffneten und einem geschlossenen Auge beschrieb, und diesen als unihemisphärischen Schlaf interpretierte.

Auch Vögel zeigen die typischen Schlafstadien Non-REM-Schlaf und REM-Schlaf. Im Unterschied zu den Säugern sind aber die REM-Schlafphasen nur kurz und machen insgesamt einen kleineren Anteil des Gesamtschlafs aus. Dass der Schlaf auch bei Vögeln reguliert wird, zeigten Schlafentzugsversuche, die Irene Tobler bei Tauben durchführte. Wurden diese Tiere längere Zeit wach gehalten, folgte eine kompensatorische Erhöhung des REM-Schlafs.

Bei Vögeln kann auch die Entwicklung des Schlafs gut verfolgt werden. So wurde bei Küken beobachtet, dass erstmals EEG-Zeichen nach 14 Tagen Inkubationszeit auftraten und ein typisches Non-REM-Schlaf-EEG nach 17 Tagen ausgebildet war. Zu diesem Zeitpunkt war vor allem unihemisphärischer Schlaf zu beobachten. Der REM-Schlaf trat erst kurz vor dem Schlüpfen in Erscheinung.

Das Schlafverhalten von Fischen lässt sich in Aquarien gut beobachten. Lipp-Fische beispielsweise erkunden in den Abendstunden geeignete Schlafstellen. Einige ruhen einfach auf dem Sand, während sich andere in den sandigen Grund eingraben. Papageien-Fische und Putzer-Fische umgeben sich mit einer schleimigen Hülle, in welcher sie während der Nacht regungslos verharren. Auch viele Reptilien, Eidechsen und am Boden lebende Schlangen halten abends Ausschau nach einem Ruheplatz.

Die Sicherheit im Schlaf spielt eine große Rolle. So verkriechen sich einzelne Tierarten in Erdlöcher und Höhlen. Andere ziehen sich auf Bäume zurück. Die Robbe und das Flusspferd verbringen einen Teil ihres Schlafs unter Wasser. Flughunde kehren jeweils abends zu ihrem »Schlafbaum« zurück, auf dem sie in großen Gruppen die Nacht verbringen. Fledermäuse schlafen hängend an Höhlendecken.

Bei Tieren lässt sich der Schlaf oft nur schwer von einem Ruhezustand unterscheiden. Der französische Physiologe und Schlafforscher

Henri Piéron hat zu Beginn des 20. Jahrhunderts Kriterien vorgeschlagen, mit denen sich der Schlaf definieren lässt. Diese umfassen sowohl eine spezifische Schlafstelle als auch typische Körperstellungen, Bewegungslosigkeit, eine erhöhte Weckschwelle und die rasche Umkehrbarkeit des Zustands. So kann beispielsweise bei Reptilien der regungslose Zustand mit geschlossenen Augen irrtümlicherweise als Schlaf interpretiert werden, da das Tier auf den geringsten Reiz sofort reagieren kann. Der amerikanische Schlafforscher William Flanigan konnte indessen bei verschiedenen Reptilien aufgrund der Veränderungen der Hirnstromwellen zeigen, dass tatsächlich ein Schlafzustand eintreten kann.

Winterschlaf und Torpor

Der Winter ist für Tiere eine bedrohliche Jahreszeit. Zugvögel entrinnen der Kälte und begeben sich im Herbst in wärmere Länder, wo sie überwintern. Einige Säuger haben eine besondere Anpassungsstrategie entwickelt, um die kalte Jahreszeit zu überdauern: Sie verfallen in den Winterschlaf (Hibernation). Vor dem Winterschlaf nehmen sie viel Nahrung zu sich und erhöhen ihre Fettreserven. Der Winterschlaf geht mit einer Verminderung des Stoffwechsels um mehr als 97% einher: Atmung und Kreislauf werden auf ein Minimum reduziert und die Körpertemperatur kann bis zum Gefrierpunkt sinken. Das Tier geht in einen schlafähnlichen Ruhezustand über. Durch das Drosseln des Stoffwechsels kann der Energieverbrauch im Winterschlaf minimal gehalten werden. Igel, Fledermäuse, Wiesel, Murmeltiere, Hamster und Schlafmäuse zeigen einen echten Winterschlaf. Diese Tiere zehren von ihren Fettreserven, die sie nach und nach aufbrauchen. Andere Tiere wie Eichhörnchen, Präriehunde und Braunbären zeigen keinen eigentlichen Winterschlaf, sondern befinden sich in einer »Winterruhe«. Sie leben zurückgezogen in ihrem Bau und verbrauchen während dieser Zeit einen Teil ihrer Körperreserven, aber

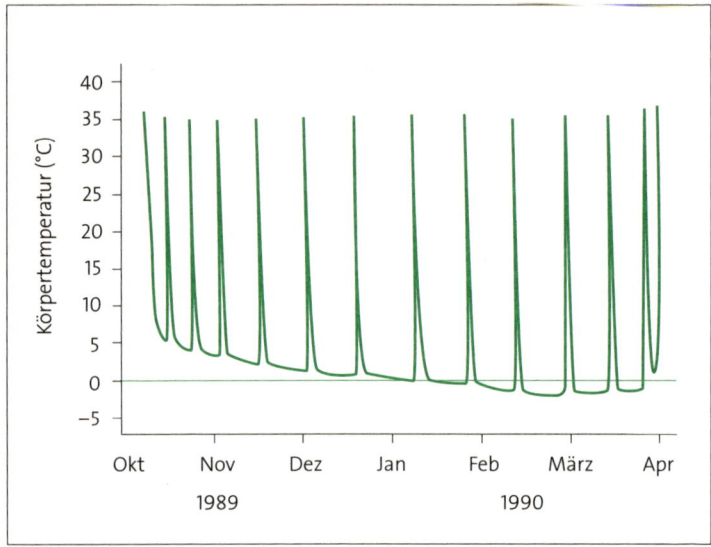

Abbildung 36: Im Winterschlaf sinkt die Körpertemperatur des arktischen Erdhörn-chens auf den Gefrierpunkt. In Abständen von einigen Wochen normalisiert sich die Temperatur für kurze Zeit. Man spricht von euthermen Episoden. Wärmen sich die Tiere auf, um zu schlafen?

auch Nahrungsvorräte. Körpertemperatur, Atmung und Herztätigkeit sind dabei nicht stärker reduziert als im normalen Schlaf.

Der Winterschlaf weist eine gewisse Verwandtschaft mit dem Schlaf auf: In beiden Fällen sucht das Tier einen bestimmten Ort auf, nimmt eine typische Schlafstellung ein, ist regungslos und zeigt eine erhöhte Weckschwelle. Beim Erdhörnchen erfolgt der Eintritt in den Winterschlaf über den Schlaf.

Schon seit geraumer Zeit ist jedoch bekannt, dass der Winterschlaf nicht während Monaten kontinuierlich anhält. In periodischen Abständen (z.B. alle zwei Wochen) wird er für kurze Zeit unterbrochen, wobei die Körpertemperatur auf normale Werte ansteigt. Da die Wiederherstellung der Normaltemperatur mit einem hohen Energiever-

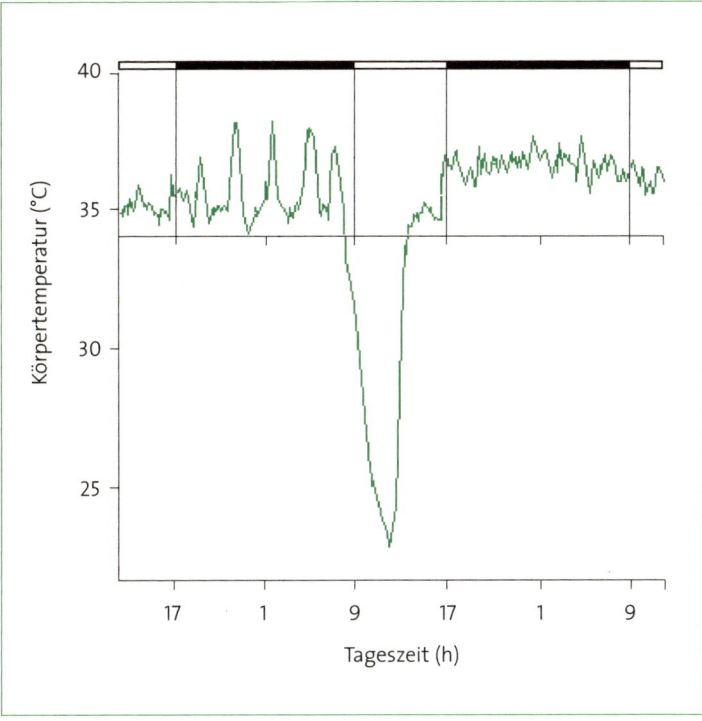

Abbildung 37: Im Tagestorpor senkt der Djungarische Hamster seine Körpertemperatur für einige Stunden auf Zimmertemperatur ab.

brauch einhergeht, stellt sich die Frage, wozu diese periodischen »Aufwärmphasen« notwendig sind. Nun wurde festgestellt, dass die Tiere den größten Teil dieser so genannten euthermen Perioden im Schlaf verbringen. Sie unterbrechen also den Winterschlaf, um zu schlafen! EEG-Ableitungen zeigten zudem, dass der Schlaf besonders tief ist und an den Erholungsschlaf nach Schlafentzug erinnert. Dies hat zur Hypothese geführt, dass der Winterschlaf mit einem Schlafentzug einhergeht. Offenbar kann das Tier im Zustand des verminderten Stoffwechsels jene Prozesse nicht mehr absolvieren, auf welchen der normale Schlafvorgang beruht. Um den verpassten Schlaf nachzuholen muss es demnach periodisch unter großem Energieaufwand die normale Körpertemperatur wieder herstellen. Der Befund, dass die langsamwellige Aktivität in diesen euthermen Perioden mit der Dauer des vorangehenden Winterschlafs korreliert, unterstützt diese Hypothese. Je länger die Winterschlafperiode andauert, umso größer der »Nachholbedarf« des Schlafs.

Die These der Äquivalenz von Winterschlaf und Schlafentzug wird nicht von allen Wissenschaftlern geteilt. So sieht der kalifornische Biologe Craig Heller einen möglichen Zusammenhang zwischen der Reduktion der Synapsen und Dendriten von Nervenzellen während des Winterschlafs und ihrer Wiederherstellung während der euthermen Phasen. Die erhöhte langsamwellige Aktivität könnte mit diesem Vorgang in Zusammenhang stehen.

Untersuchungen des Winterschlafs sind sehr aufwändig und erfordern spezielle Einrichtungen. Als ein hervorragendes Modell des Winterschlafs hat sich der Tagestorpor erwiesen. Wie der Winterschlaf tritt er ebenfalls nur in den Wintermonaten auf. Im Torpor geht das Tier in einem schlafähnlichen Zustand mit erschlaffter Körpermuskulatur über. Die Körpertemperatur sinkt für einige Stunden auf das Niveau der Umgebungstemperatur ab, um sich dann spontan wieder zur normalisieren.

Der Djungarische Hamster weist einen solchen Tagestorpor auf. Diese Tiere leben wild in der sibirischen Steppe, können aber auch in Laboratorien gezüchtet werden. Irene Tobler und Tom De Boer haben in Zürich den Schlaf nach Torporepisoden registriert und festgestellt, dass die langsamwellige Aktivität des EEGs im Vergleich zum Normalschlaf erhöht war. Die Zunahme der langsamen Wellen und damit die Intensität des Non-REM-Schlafs war eine Funktion der Dauer der vorangehenden Torporepisode. Wie die Hibernation scheint damit auch der Tagestorpor mit einem Schlafentzug einherzugehen.

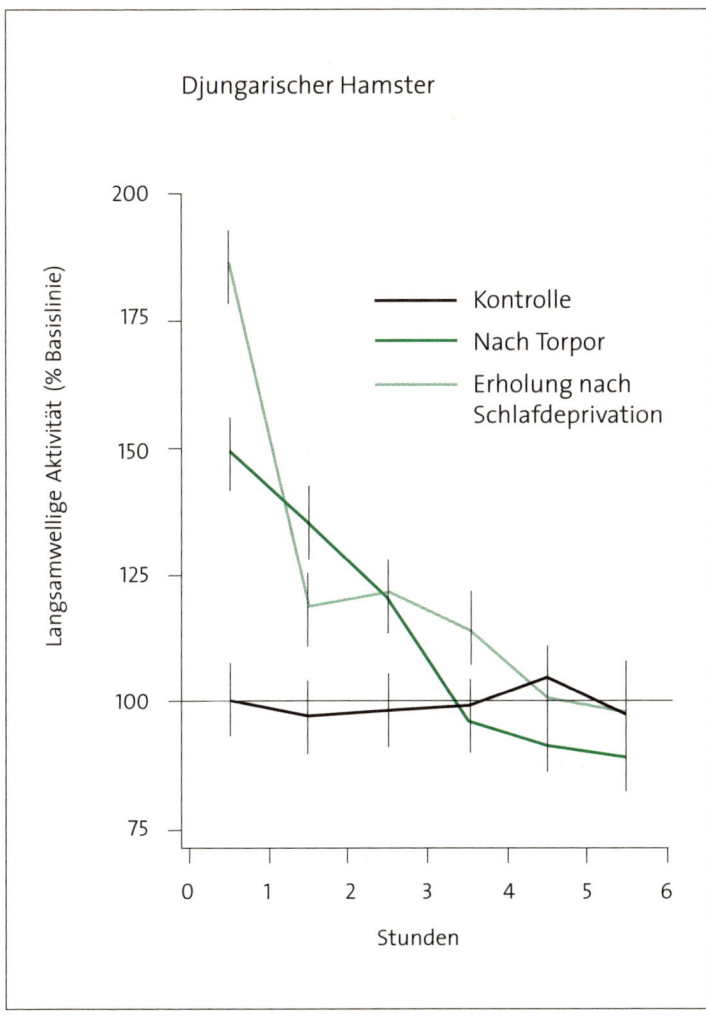

Abbildung 38: Nach der Torporepisode des Djungarischen Hamsters ist die langsamwellige Aktivität des Non-REM-Schlaf-EEGs erhöht. Dieser Effekt ist vergleichbar mit dem Erholungsschlaf nach Schlafentzug.

Elektromagnetische Felder von Mobilfunktelefonen (Handys): Einfluss auf Hirnstromwellen im Schlaf- und Wachzustand

Die Verwendung von Mobilfunktelefonen (Handys) hat in den letzten Jahren weltweit riesige Ausmaße angenommen. Die Weltgesundheitsorganisation (WHO) schätzt, dass im Jahr 2005 1,6 Milliarden Personen auf diese Weise kommunizieren werden. Der Siegeszug von Mobilfunktelefonen ist ein Erfolg der Mikroelektronik: Kleine, leichte Geräte können ortsunabhängig verwendet werden und ermöglichen die Erreichbarkeit rund um die Uhr.

Bei der Mobilfunktelefonie erfolgt die Informationsübertragung über elektromagnetische Felder (EMF) im Radiofrequenzbereich. Das in Europa gebräuchliche System ist das »Global System for Mobile Communication« (GSM) und die kommende Generation wird das »Universal Mobile Telecommunications System« (UMTS) sein. Die Antennen von Basisstationen dienen dabei als Relais und garantieren einen flächendeckenden Empfang.

Starke EMF können biologische Gewebe erwärmen und sie dadurch beeinflussen. Um solche unerwünschten Wirkungen zu vermeiden, legte die Internationale Kommission zum Schutz vor nichtionisierenden Strahlen einen Grenzwert für die maximal zugelassene Feldstärke fest. Dieser wird durch die »Spezifische Absorptionsrate« (SAR) definiert. Der SAR-Wert eines Handys gibt an, wieviel Sendeleistung der exponierte Körperteil beim Telefonieren maximal aufnehmen kann. Der Grenzwert beträgt 2 Watt pro Kilogramm Körpergewebe. Mit Hilfe eines SAR-Messverfahrens am Phantom und durch Computersimulationen wird bestimmt, ob die Mobilfunktelefone diesen Grenzwert einhalten. Dies ist für sämtliche in Europa auf dem Markt befindlichen Geräte der Fall.

Mobilfunktelefone werden in der Regel ans Ohr gehalten, wodurch das Gehirn unmittelbar Strahlen exponiert ist. Im Hinblick auf die immense Zahl von Personen, die Handys benützen, ist es eine medizinisch relevante Frage, ob die unterhalb der thermischen Wirkung liegende Strahlung das Gehirn beeinflussen kann. In verschiedenen Publikationen wurde über funktionelle Veränderungen berichtet, in anderen wurden hingegen keine Effekte festgestellt. Die Fachliteratur weist leider mannigfaltige Unzulänglichkeiten auf, was die Interpretation der Ergebnisse sehr erschwert. Ungenügend beschriebene Versuchsanordnungen, mangelhafte Bestimmung der Feldstärke und ungenügende Charakterisierung der Signale sind nur einige der Probleme, die dabei auftauchen.

In den letzten fünf Jahren haben Peter Achermann, Reto Huber und Mitarbeitende in Zürich eine Serie von Studien durchgeführt, um die Wirkung von EMF auf Gehirnfunktionen systematisch zu untersuchen. Diese Versuchsserie wird unter Beteiligung von Sabine Regel derzeit weitergeführt. Es hat sich dabei gezeigt, dass der Schlaf besonders sensibel auf äußere Einflüsse reagiert und daher als ein empfindliches »Messsystem« verwendet werden kann. Alle Versuche wurden an gesunden jungen männlichen Versuchspersonen durchgeführt.

Studie 1: In diesem Experiment stand die Frage im Mittelpunkt, ob EMF, wie sie von GSM-Systemen emittiert werden, den Schlaf beeinflussen. Die Versuchspersonen schliefen im Schlaflabor und waren mit Elektroden versehen, die für polysomnographische Registrierungen erforderlich sind. Hinter dem Kopfende des Bettes waren Dipolantennen angebracht, die ein homogenes Feld erzeugten. In 15-Minuten-Intervallen wurde während der ganzen Nacht das Feld automatisch an- und abgeschaltet. Die Schlafregistrierung dieser Nacht wurde verglichen mit einer »Plazebonacht«, in welcher kein Feld appliziert wurde. Weder die Versuchspersonen noch die anwesenden Versuchsleiter wussten, wann welche Versuchsbedingung zur Anwendung gelangte. Die Auswertung der Schlafstadien und EEG-Spektren ergab einen statistisch signifikanten Unterschied zwischen den beiden Versuchsnächten. Während des normalen Schlafs treten nach Schlafbeginn typischerweise wiederholt kurze Wachperioden auf. In der Nacht mit EMF-Exposition waren diese reduziert. Zudem war das EEG-Spektrum im Non-REM-Schlaf in einem umschriebenen Frequenzbereich erhöht, in welchem die Alpha-Wellen des EEG sowie die Schlafspindeln liegen. Die Erhöhung der EEG-Spektren war nach Schlafbeginn am deutlichsten und bildete sich im Verlauf der Nacht zurück. Der Vergleich der einzelnen 15-Minuten-Intervalle mit bzw. ohne Strahlung während der Expositionsnacht selbst ergab indessen keine Differenzen. Das heißt, dass mit dem An- und Abschalten des EMF keine unmittelbare Wirkung auf die Gehirnströme verbunden ist. Der Befund zeigt aber auch, dass die Veränderung des Schlaf-EEGs nicht lediglich auf technische Artefakte zurückzuführen ist, die mit der Erzeugung der Strahlen zusammenhängen. Neben den Veränderungen des Schlafs und des Schlaf-EEGs wurde auch ein Einfluss auf die mittels Videoaufzeichnung erfasste nächtliche Körperposition festgestellt: In der Nacht mit EMF Exposition waren Perioden, in welcher ein Arm oder beide Arme über dem Kopf platziert waren, länger als in der Nacht ohne Exposition.

Studie 2: Die nächtliche EMF-Exposition der Studie 1 eignete sich insofern nicht als realistisches Modell, da man ja im Wachzustand und nicht im Schlaf telefoniert. In der Studie 2 erfolgte daher eine 30-minütige Exposition bei wachen Personen. Zehn Minuten später gingen die Probanden ins Bett und die EMF-Wirkung wurde in einer dreistündigen Tagesschlafepisode untersucht. Um den Schlaf in den Morgenstunden zu begünstigen, wurde die Schlafzeit in der vorangehenden Nacht auf vier Stunden beschränkt. Jeder der 16 Probanden unterzog sich in einem Abstand von einer Woche den folgenden drei Versuchsanordnungen: Exposition von links, Exposition von rechts, keine Exposition (»Plazebo«). Auch hier fand der Versuch unter Doppelblindbedingungen statt und die Reihenfolge der Versuchsanordnungen wurde variiert. In diesem Experiment hatte die

EMF-Exposition wiederum eine Wirkung auf die Hirnstromkurven im Non-REM-Schlaf: Die Spektralanalyse zeigte eine Erhöhung im gleichen Frequenzbereich wie in der Studie 1. Diese Veränderung war nur in den ersten 30 Minuten der Schlafepisode zu beobachten. Sie war gleichermaßen in der rechten und linken Hirnhälfte vorhanden. Mit anderen Worten, eine links- oder rechtsseitige Exposition bewirkte keine EEG-Asymmetrie.

Um diesem Befund weiter nachzugehen, führten Niels Kuster und Jürgen Schuderer von der ETH Zürich und der Stiftung IT'IS (Foundation for Research on Information Technologies in Society) dosimetrische Untersuchungen an einem Phantom des menschlichen Kopfes durch. Dieses wurde aus den Messdaten eines wirklichen Kopfes generiert, an welchem mittels der Kernspintomographie (MRI) Methode 121 virtuelle »Schnitte« im Abstand von 1−3 mm gelegt wurden. Dies erlaubte die so genannten dielektrischen Parameter des Kopfes und seine regionalen Unterschiede zu simulieren. Bei der gewöhnlichen Dosimetrie besteht das Messsystem aus einer Kunststoffschale in Form eines Kopfes, die mit einem speziellen Gel gefüllt ist. Mittels dieser Flüssigkeit können die elektromagnetischen Eigenschaften des Kopfgewebes simuliert werden. Messsonden innerhalb des Schalenkopfes ermitteln dann die Verteilung der SAR in der Flüssigkeit. Mit dem in Zürich entwickelten verfeinerten Verfahren konnte eine wirklichkeitsgetreue Simulation der SAR-Verteilung vorgenommen werden. Die Bestimmungen ergaben, dass die im Versuch verwendete unilaterale Stimulation zwar in der Hirnrinde, nicht aber im Zwischenhirn zu links-rechts-Asymmetrien der SAR führt. Da der Thalamus, eine wichtige Struktur im Zwischenhirn, an der Entstehung des Non-REM-Schlaf-EEGs maßgeblich beteiligt ist, könnten die beobachteten symmetrischen Veränderungen durch die Wirkung auf diese Struktur zustande kommen.

Studie 3: In der dritten Studie standen drei Fragen im Vordergrund:

1. Lassen sich die Befunde der Studie 2, die für den Tagesschlaf erhoben wurden, auch für den Nachtschlaf bestätigen?

2. Sind auch Veränderungen im Wach-EEG vor Schlafbeginn erkennbar?

3. Ist die Modulation des Radiofrequenzsignals für die Wirkung verantwortlich oder hat die nichtmodulierte Trägerfrequenz dieselbe Wirkung?

Wie in der Studie 2 wurden wache Versuchspersonen während 30 Minuten EMF exponiert. Die Exposition erfolgte jedoch im Unterschied zur vorgängigen Studie abends vor dem Schlafengehen und zwar zehn Minuten vor dem Lichterlöschen und dem Beginn der achtstündigen nächtlichen Schlafepisode. Da in der Studie 2 keine asymmetrischen Wirkungen auf das Schlaf-EEG aufgetreten waren, wurde nur einseitig exponiert. Trotzdem gab es auch hier drei Versuchsanordnungen, denen sich die Versuchspersonen in Abständen von einer Woche unterzogen:

1. Applikation eines pulsmodulierten Signals ähnlich wie es von GMS Mobilfunktelefonen emittiert wird.

2. Applikation der nichtmodulierten Trägerfrequenz (900 MHz).

3. Keine EMF-Applikation («Plazebo»).

Die Antwort auf die erste Frage war »ja«. Das pulsmodulierte Signal bewirkte eine Erhöhung der spektralen Leistung im Schlaf-EEG im Bereich der Schlafspindeln, einem engeren Frequenzbereich als in den früheren Studien. Auch die zweite Frage konnte im positiven Sinne beantwortet werden. Das pulsmodulierte Signal führte zu einer

Erhöhung der spektralen Leistung im Alphaband des Wach-EEGs. Der interessanteste Befund betrifft allerdings die dritte Frage. Nur das pulsmodulierte Signal hatte eine Wirkung auf das Schlaf- und Wach-EEG, nicht jedoch die nicht modulierte Trägerfrequenz. Somit stellt also die Modulation den entscheidenden Faktor dar. Betrachten wir diese etwas näher.

Zwei unterschiedliche Modulationsarten können unterschieden werden: Jene der Basisstation (hier sind sieben von acht so genannten »Slots« aktiv) und jene der Handgeräte (ein »Slot« von acht ist aktiv). Das Signal der Studien 1 und 2 entsprach bezüglich der Modulation jenem der Basisstation, jenes der Studie 3 dem Handgerät. Unterschiede in der EMF-Wirkung auf den Zeitverlauf der EEG-Veränderungen könnten eine Folge der unterschiedlichen Modulationsart sein. So war in Studie 3 die Wirkung auf das Schlaf-EEG (Stadium 2 des Non-REM-Schlafs) während der gesamten achtstündigen Schlafepisode vorhanden, ja sie nahm im Laufe der Nacht sogar zu. In den ersten zwei Studien hingegen war die Erhöhung zu Beginn der Schlafepisode am deutlichsten und verschwand nachher. Obwohl sich der durchschnittliche SAR-Wert zwischen den Modulationstypen nicht unterscheidet, weist der »Handgerät-Typ« stärkere Modulationskomponenten von 2 und 8 Hz und deren höheren Harmonischen sowie einen vierfachen SAR-Spitzenwert auf. Diese Unterschiede könnten auch erklären, weshalb die spektralen Veränderungen auf ein engeres Frequenzband als in den vorhergehenden Studien beschränkt waren.

Studie 4: Wenn elektromagnetische Felder Hirnfunktionen tatsächlich beeinflussen, sollte dies auch mit bildgebenden Verfahren nachweisbar sein. Um dies zu untersuchen, wurde die Methode der Positronen-Emissions-Tomographie (PET) angewendet. Dieses Verfahren basiert auf radioaktiven Isotopen, welche unter Aussendung eines Positrons zerfallen. Ein Positron ist positiv geladen. In der vorliegenden Studie wurde Wasser mit Sauerstoff 15 Isotop verwendet. Dieses wird in einem Zyklotron in der Nähe des Versuchsraums hergestellt und mittels einer Pumpe zum Probanden gebracht. Da Sauerstoff 15 mit einer Halbwertszeit von zwei Minuten rasch zerfällt, ist die Zeit ein wichtiger Faktor. Wird beim Zerfall ein Positron ausgesandt, trifft es auf ein Elektron, das überall in der Materie vorhanden ist. Die beiden zusammengetroffenen Teilchen zerstrahlen ihre Energie in Form von zwei Gammastrahlen, die unter einem Winkel von 180° ausgesandt werden. Im Scanner umgeben den Probanden ringförmige Detektoren, welche die Gammastrahlen registrieren. Die gleichzeitige Registrierung der beiden Strahlen erlaubt einen Rückschluss auf den Ort des Zerfalls. Tausende von Detektoren, gekoppelt an einen Hochleistungsrechner, lassen ein Bild des Gehirns entstehen.

Im vorliegenden Versuch, in Zusammenarbeit mit Alfred Buck und Valerie Treyer vom PET-Zentrum des Zürcher Universitätsspitals durchgeführt, wurde durch intravenöse Injektion einer kleinen Menge von radioaktiv markiertem Wasser der relative regionale Blutfluss im Gehirn bestimmt. Diese Bestimmung wurde 10, 20 und 30 Minuten nach einer 30-minütigen, einseitigen, pulsmodulierten EMF-Exposition (Typ »Handgerät«) bei wachen Probanden vorgenommen und mit den Werten an einem anderen Versuchstag verglichen, bei dem keine EMF-Stimulation (»Plazebo«) stattfand. Eine linksseitige EMF-Exposition führte zu einer Erhöhung des Blutflusses in umschriebenen Regionen der linken Hirnrinde. Eine dieser Regionen ist seitlich und oben im Stirnhirn lokalisiert (dorsolateraler präfrontaler Kortex). Dieses Hirngebiet ist an Funktionen des Arbeitsgedächtnisses beteiligt. In früheren Berichten wurde beschrieben, dass eben dieses Arbeitsgedächtnis durch EMF-Exposition beeinflusst wird. Es bedarf nun weiterer Abklärungen, um über mögliche funktionelle Auswirkungen von EMF und ihr anatomisches Substrat Klarheit zu erlangen.

Die in diesem Kapitel beschriebenen Befunde zeigen, dass sich Schlafregistrierungen vorzüglich eignen, um subtile Veränderungen von Hirnfunktionen festzustellen. Die quantitative Analyse des

Schlaf-EEGs ist dabei ein besonders wertvolles Verfahren, das sowohl die zeitliche (Beginn, Verlauf des Effekts), als auch die räumliche Dimension (selektive Veränderung in bestimmten Hirnregionen) wiedergibt. Drei EEG-Studien und eine PET-Studie zeigten übereinstimmend, dass elektromagnetische Strahlung, wie sie in der Mobilfunktelefonie entsteht, das Gehirn beeinflusst. Konsistente, frequenzspezifische Effekte im Schlaf-EEG wurden in den unabhängigen Studien nachgewiesen und in einer Studie ließ sich auch ein Einfluss auf das Wach-EEG feststellen. Die Pulsmodulation des Signals erwies sich als ein entscheidender Faktor, die Trägerfrequenz allein bewirkte keine signifikanten Veränderungen. Auf welchen Mechanismen die biologischen Wirkungen nichtionisierender Strahlen beruhen, ist unbekannt. Dies zu klären ist für die Grundlagenforschung von erheblichem Interesse. Untersuchungen in Gewebeschnitten und Zellkulturen sind dazu indessen besser geeignet als in-vivo-Studien. Tiefere Einsichten in die Wirkmechanismen würden auch besser abschätzen lassen, ob die bald in die Milliarden gehende EMF-Exposition durch Mobilfunktelefone mit Gesundheitsrisiken verbunden sind.

GLOSSAR

Aktigraphie – Auch Aktometrie. Aufzeichnung der Bewegungsaktivität mit einem am Handgelenk getragenen, leichten Messgerät (▸ Aktometer). Die Aktigraphie kann zur Erfassung des Schlaf-Wach-Rhythmus unter normalen Lebensbedingungen sowie zur Objektivierung von Schlafstörungen eingesetzt werden. *s. S. 24*

Aktiver Schlaf – Ein Äquivalent des ▸ REM-Schlafs beim Säugling. Beim aktiven Schlaf treten hochfrequente, kleine Hirnstromwellen sowie periodische Bewegungen der Augen und Zuckungen der Gesichtsmuskulatur und der Extremitäten auf. *s. S. 26 f., 87*

Aktometer – Ein am Handgelenk getragenes, leichtes Messgerät zur Registrierung der Bewegungsaktivität (▸ Aktigraphie). *s. S. 18, 24*

Alpha-Rhythmus – Regelmäßige ▸ EEG-Wellen mit einer Frequenz von ca. 10 Hz. Typisch für den entspannten Wachzustand des Menschen. Am deutlichsten ausgeprägt in Ableitungen über dem Hinterkopf (okzipital). *s. S. 3, 10*

Amphetamine – Synthetisch hergestellte psychoaktive Substanzen, die ursprünglich zur Gewichtskontrolle verwendet wurden. Neben der Hemmung des Appetits wirken Amphetamine stimulierend und aufputschend und erhöhen die Leistungsfähigkeit, weshalb sie auch zur Behandlung der Narkolepsie eingesetzt werden. In der Party-Szene werden sie häufig benutzt, um Müdigkeit zu unterdrücken; das Suchtpotential ist aber groß. *s. S. 60 f.*

Barbiturate – Beruhigend und einschläfernd wirkende Mittel, die Funktionen des Zentralnervensystems hemmen. Wegen der gefährlichen Nebenwirkungen wie Atemlähmung bei Überdosis und dem Suchtpotential wurden die Barbiturate in den 50er und 60er Jahren durch die ▸ Benzodiazepine als Schlaf- und Beruhigungsmittel ersetzt. *s. S. 56 ff.*

Benzodiazepine – Sie und ihre Analoga sind die derzeit am häufigsten verwendeten Schlafmittel bei Ein- und Durchschlafstörungen. Sie sind bei Überdosis weniger toxisch als die älteren Schlafmittel. Sie verändern das Schlaf-EEG. Das Missbrauchpotential ist auch bei dieser Gruppe von Medikamenten vorhanden. *s. S. 50, 58 f.*

Bipolare Form der Depression – Depression, bei der sich manische Phasen mit gehobener Stimmung und depressive Phasen mit gedrückter Stimmung und Antriebslosigkeit abwechseln. *s. S. 97*

Continuous positive airway pressure (CPAP) – kontinuierliche positive Überdruckbeatmung. Methode zur Behandlung der ▸ Schlafapnoe mit Hilfe einer im Schlaf getragenen Atemmaske, über welche bei jedem Atemzug Luft in die Atemwege gepumpt wird. Dies verhindert ihren Verschluss im Schlaf. *s. S. 45*

Delta-Wellen – Langsamwellige ▸ EEG-Aktivität mit einer Frequenz von 1–4 Hz. Typisch für den Tiefschlaf (▸ Non-REM-Schlafstadien 3 und 4) des Menschen. *s. S. 10, 14*

Dendrit – Kurzer, stark verzweigter Fortsatz einer Nervenzelle, der dem Empfang von Nervensignalen dient. *s. S. 104*

EEG (Elektroenzephalogramm) – Messung der elektrischen Hirnströme, die durch die Aktivität großer Nervenzellverbände entstehen. Die Aufzeichnung geschieht nicht invasiv mittels Metallplättchen, so genannten Elektroden, die auf die Kopfhaut geklebt werden. Anhand der Frequenz (Messeinheit Hertz, abgekürzt Hz) unterscheidet man verschiedene Hirnstromwellen, z.B. ▸ Alpha-, ▸ Theta- und ▸ Deltawellen. *s. S. 3, 9 ff., 26, 28, 34 f., 48, 50, 59 ff., 70, 74 ff., 79 ff., 88 f., 95, 100, 103 ff.*

EMG (Elektromyogramm) – Aufzeichnung von Muskel-Aktionsströmen mittels auf die Haut geklebter Metallplättchen, so genannter Elektroden. Die von den Elektroden aufgenommenen elektrischen Ströme werden als Wellenmuster angezeigt. In der Schlafforschung wird von der Kinnmuskulatur abgeleitet, da dort der Tonusverlust während des ▸ REM-Schlafes besonders ausgeprägt ist. *s. S. 9 ff., 61, 64*

EOG (Elektrookulogramm) – Aufzeichnung der Augenbewegungen mittels in Augennähe auf die Haut geklebter Metallplättchen, so genannter Elektroden. Die Elektroden messen Potentialdifferenzen, die durch die Augenbewegungen zwischen der Netzhaut und der Hornhaut erzeugt werden. *s. S. 9 ff.*

Eutherme Perioden – Regelmäßige kurze Unterbrüche in der ▸ Hibernation, in denen die Körpertemperatur des Tieres auf normale Werte ansteigt. *s. S. 102 ff.*

Hibernation – auch Winterschlaf. Schlafähnlicher Zustand, in welchem gewisse Tiere den Winter verbringen. Dabei werden Atmung, Kreislauf und Körpertemperatur stark reduziert und dadurch der Energieverbrauch minimal gehalten. *s. S. 101, 104*

Hypersomnie – übermäßige Tagesschläfrigkeit. Typisch sind Müdigkeit, Schwierigkeiten, wach zu bleiben und unwillkürliches Einschlafen oder Einnicken tagsüber. Häufige Ursachen sind chronischer Schlafmangel und ▸ Schlafapnoe. *s. S. 43, 52*

Innere Uhr – Biologischer Mechanismus, der das rhythmische Auftreten biochemischer, physiologischer und verhaltensbiologischer Vorgänge mit einer Periodik von ungefähr 24 Stunden steuert. Sitz der inneren Uhr ist bei Säugern der ▸ suprachiasmatische Nucleus (SCN) im Gehirn. *s. S. 19 ff., 23 f., 67 ff., 81*

Insomnie – Schlaflosigkeit, die als Einschlaf- und Durchschlafstörung in Erscheinung treten kann. Die Insomnie ist bei der erwachsenen Bevölkerung die häufigste Schlafstörung und wird vermehrt im Alter beobachtet. Zu den vielfältigen Ursachen gehören Angststörungen, übermäßiger Koffein- und Alkoholkonsum und das ▸ Restless-Legs-Syndrom. *s. S. 41 f., 91 f.*

K-Komplex – Vereinzelte, langsame EEG-Welle (1 – 2 Hz) mit hoher Amplitude, die im Kurvenbild des oberflächlichen Schlafes (▸ Stadium 2) auftritt. *s. S. 10*

Koffein – Natürlich vorkommende Substanz, die in Blättern, Samen und Früchten vieler Pflanzenarten (z.B. Kaffeestrauch, Colanuss, Tee- und Mateblätter) zu finden ist. Eingenommen wird Koffein hauptsächlich durch Getränke wie Tee und Kaffee und in jüngster Zeit durch solche mit erhöhtem Koffeingehalt, so genannte Energy-Drinks. Koffein erhöht den Blutdruck und den Puls, wirkt anregend auf das Zentralnervensystem und reduziert die Müdigkeit. *s. S. 42, 60, 91 f., 96*

Lokaler Schlaf – Schlaf, der nur in bestimmten Hirnregionen auftritt oder regional besonders intensiv ist. Beim Delphin treten die typischen ▸ EEG-Merkmale des ▸ Tiefschlafs jeweils nur in einer Hirnhemisphäre auf, während in der anderen Hirnhälfte ein Wach-EEG vorherrscht (unihemisphärischer Schlaf). Nach einer gewissen Zeit kommt es zum Wechsel. Regionale Unterschiede der Schlafintensität wurden auch beim Menschen und bei Nagern beobachtet. Es gibt

Hinweise, dass Hirngebiete, die während des Wachens besonders stark beansprucht wurden, in der Folge einen intensiveren Schlaf aufweisen als andere Hirnregionen. *s. S. 74 f.*

Melatonin – Ein Hormon, das von der Zirbeldrüse (Pinealis) ausgeschieden wird und beim Menschen als Marker des ▸ zirkadianen Rhythmus verwendet wird. *s. S. 51 f., 82 ff.*

Modafinil – Medikament, das zur Behandlung der ▸ Hypersomnie und ▸ Narkolepsie eingesetzt wird und das stimulierend, leistungssteigernd und schlafhemmend wirkt. Zunehmend wird Modafinil auch als »Lifestyle-Droge« gegen Ermüdung und Schläfrigkeit missbraucht. *s. S. 61*

Monophasisches Schlafmuster – Beim erwachsenen Menschen weit verbreitetes Schlafmuster mit täglich einer Schlaf- und einer Wachepisode. *s. S. 26, 65*

Motorische Aktivität – Bewegungsaktivität des Körpers oder einzelner Körperteile, die mit einem ▸ Aktometer registriert werden kann. *s. S. 67 f., 84*

Muskeltonus – Spannungszustand des Muskels. Der Tonus wird im Wachen durch neuronale Reize, die den Muskel auf die Interaktion mit der Umwelt und bevorstehende Arbeit und Kraftentwicklung vorbereiten, laufend verändert. Im Schlaf sind die Muskeln entspannt, der Muskeltonus ist gering. *s. S. 10, 50, 88*

Narkolepsie – Krankheit, die sich durch plötzlich auftretende, unwiderstehliche Schlafattacken am Tage äußert. Ein weiteres Symptom der Krankheit ist der Verlust des Muskeltonus bei emotionalen Sti-

muli (Kataplexie). Die Ursache der Narkolepsie ist nicht geklärt.
s. S. 45, 47 f., 61, 93, 95

Non-REM-REM-Schlafzyklus – Im Schlaf wechseln sich ▸ Non-REM-
und ▸ REM-Schlaf-Phasen ab. Eine Abfolge der beiden Stadien wird
als Zyklus bezeichnet und dauert beim erwachsenen Menschen in
der Regel 90 bis 110 Minuten. Pro Nacht durchlaufen wir drei bis fünf
solcher Zyklen. *s. S. 62, 85*

Non-REM-Schlaf – Schlaf ohne rasche Augenbewegungen, der beim
Menschen 75–80% des Gesamtschlafs einnimmt. Er wird in die Stadien 1 bis 4 unterteilt. Aus dem Wachzustand gleiten wir über das
Einschlafstadium (Stadium 1) in den oberflächlichen Schlaf (Stadium
2), der ungefähr die Hälfte des gesamten Schlafes ausmacht. Dabei
verlangsamen sich die Hirnstromwellen und die Muskelspannung
lässt nach. Der Tiefschlaf (Stadien 3 und 4) ist gekennzeichnet durch
hohe, langsame Wellen (▸ Deltawellen) im EEG. *s. S. 11 ff., 26 ff., 34, 36,
56, 62 ff., 70, 78, 88 f., 100, 104 f., 108 f., 111*

Parasympathisches Nervensystem – Teil des vegetativen Nervensystems, das ohne willentliche Steuerung innere Lebensfunktionen
wie z.B. Körpertemperatur, Blutdruck, Herztätigkeit und Atmungsfre-
quenz regelt. Das parasympathische Nervensystem, das vor allem im
Schlaf und bei Ruhe aktiv ist, steht in Wechselwirkung mit dem sympathischen Nervensystem, welches vorwiegend bei erhöhten körperlichen und geistigen Leistungen in Aktion tritt. *s. S. 73*

Polyphasisches Schlafmuster – Schlafmuster, das durch mehrmals
täglich auftretende Schlafepisoden gekennzeichnet ist. Im Gegensatz zum ▸ monophasischen Schlafmuster beim Erwachsenen sind
die Schlafphasen bei Neugeborenen gleichmäßig über den Tag und
die Nacht verteilt. Im Verlauf der weiteren kindlichen Entwicklung

ist die Ausbildung einer nächtlichen Hauptschlafperiode typisch, die vorübergehend von einer zweiten Nebenschlafperiode zur Mittagszeit begleitet wird. Im Alter kann es zu einer Rückkehr zum polyphasischen Schlafmuster kommen. *s. S. 25 f., 29, 62, 65*

Polysomnographie – Registrierung des Schlafs durch Aufzeichnung verschiedener physiologischer Messgrößen. Die Polysomnografie wird in der Regel im Schlaflabor durchgeführt. Gewöhnlich werden das ▸ EEG, ▸ EOG, ▸ EMG, EKG (Elektrokardiogramm), die Atmung, die Sauerstoffsättigung des Blutes und die Körpertemperatur gemessen. *s. S. 8 f.*

Prozess C – Zirkadianer Prozess, der durch die ▸ innere Uhr gesteuert wird und unter anderem die Schlafbereitschaft mitbestimmt. *s. S. 21, 23*

Prozess S – Prozess, der die ▸ Schlafbereitschaft und die ▸ Schlafintensität in Abhängigkeit vom Schlaf-Wach-Verhalten steuert. Prozess S nimmt im Schlaf ab und während des Wachens zu. Bei ▸ Schlafentzug steigt Prozess S über das zur normalen Bettgehzeit erreichte Niveau an, was dann den anschließenden Erholungsschlaf intensiviert. *s. S. 20 ff., 34 f., 53 f., 84 f.*

Relaxationsoszillator – Im Gegensatz zu einem harmonischen, linearen Oszillator (Sinusschwingung) mit kontinuierlichen Veränderungen zeigt ein Relaxationsoszillator ein Kipp-Verhalten. Eine graduelle Veränderung führt an einem bestimmten Punkt zu einem Kippen des Verhaltens, worauf wiederum eine graduelle Veränderung folgt. Ein solcher Oszillator hat immer eine nichtlineare Komponente. *s. S. 20*

REM-Schlaf (Rapid Eye Movement Sleep) – Schlaf mit raschen Augenbewegungen unter den geschlossenen Lidern, der beim Menschen gekennzeichnet ist durch kleine und schnelle Wellen im ▸ EEG und einem fast völligen Verlust der Muskelspannung im ▸ EMG. Der Anteil des REM-Schlafs am Gesamtschlaf nimmt im Laufe der Nacht zu. *s. S. 4, 11 f., 13 f., 26 f., 33, 36 f., 56, 62 ff., 71 ff., 82, 84 f., 88, 99 f.*

Restless-Legs-Syndrom – auch »unruhige Beine«. Unangenehme Missempfindungen in den Beinen, die einen intensiven Bewegungszwang auslösen; tritt vor allem abends bei ruhigem Sitzen oder vor dem Einschlafen auf. Bei Bewegung verbessert sich der Zustand wieder. Dies führt zu ▸ Insomnie, weil Betroffene in der Nacht immer wieder aufstehen müssen. Das Restless-Legs-Syndrom kann als Begleitsymptom bei anderen Krankheiten auftreten, oft ist die Ursache aber unklar. *s. S. 42*

Ruhe-Aktivitäts-Rhythmus – Tagesrhythmus, welcher durch die Abfolge von Ruhe und ▸ motorischer Aktivität gekennzeichnet ist. Bei tagaktiven Lebewesen ist die Aktivitätsperiode auf die Hellzeit konzentriert und die Ruheperiode auf die Dunkelzeit, bei nachtaktiven Lebewesen verhält es sich umgekehrt. *s. S. 18, 24, 45, 48, 67 ff.*

Schlafapnoe – Wiederholte Episoden von Atemstillstand, so genannte Apnoen, die während des Schlafes auftreten. Bei der obstruktiven Form ist die Ursache der Verschluss der oberen Atemwege durch das Gaumensegel, das Zäpfchen und den Zungengrund, die sich im Schlaf entspannen und nach hinten rutschen. Wenn nach einer Apnoe die Atmung wieder einsetzt, kommt es zu einem lauten Schnarchgeräusch. Zudem treten im Gefolge der Apnoe immer wieder kurze Wachepisoden auf, an die man sich morgens nicht erinnert. Die Schlafapnoe führt zu einer übermäßigen Tagesschläfrigkeit und kann pathologische Kreislaufveränderungen wie Bluthochdruck begünstigen. *s. S. 43 ff., 93, 95*

Schlafentzug – auch Schlafdeprivation. Zustand, in welchem unter experimentellen Bedingungen für eine bestimmte Zeit der Schlaf verhindert wird. Da der Schlaf nicht zur gewohnten Zeit eintritt, steigt ▸ Prozess S über das höchste normale Niveau an. Der auf den Schlafentzug folgende Erholungsschlaf ist intensiver als der normale Schlaf, aber nicht bedeutend länger. Schlafentzug wird auch als Therapie bei Depressionen eingesetzt. *s. S. 15 f., 20, 23, 28, 33 ff., 53 f., 66 f., 70 f., 75, 86, 94 ff., 100, 103 ff.*

Schlafhomöostase – Regulation des Schlafs innerhalb physiologischer Grenzen. Der ▸ Schlafdruck nimmt während des Wachens zu, so dass nach einer längeren Wachperiode vermehrt große und langsame Wellen im ▸ Non-REM-Schlaf auftreten, die dem Tiefschlaf entsprechen und die im Laufe der Nacht wieder abnehmen. ▸ Schlafentzug führt zu einer Erhöhung der langsamwelligen Aktivität im Erholungsschlaf. Der Anstieg ist von der vorangegangenen Wachzeit abhängig. *s. S. 15 f., 27 f., 59, 63 ff., 70, 75*

Schlafintensität – auch Schlaftiefe. Kann im Non-REM-Schlaf aufgrund der ▸ langsamwelligen EEG-Aktivität verfolgt werden. Eine hohe Schlafintensität ist bezeichnend für die Stadien 3 und 4 des ▸ Non-REM-Schlafs, in denen die schlafende Person schwer weckbar ist. Gegen Morgen nimmt die Schlafintensität ab, der Schlaf wird oberflächlicher. *s. S. 14 ff., 27, 34, 63, 67*

Schlafkontinuität – bezeichnet andauernden Schlaf ohne Unterbrechungen. *s. S. 82 f., 93*

Schlaflatenz – Zeitdauer vom Lichterlöschen bis zum Auftreten von Stadium 1 oder 2 des ▸ Non-REM-Schlafs. *s. S. 12, 54, 94*

Schlafmittel – auch Hypnotikum. Schlafbegünstigendes Pharmakon, das zur Behandlung der Insomnie eingesetzt werden kann. *s. S. 28, 55 ff., 91*

Schlafprofil – Zeitliche Abfolge der ▸ Schlafstadien, die aufgrund von Registrierungen mittels Polysomnografie bestimmt wird. *s. S. 10 ff., 14, 56*

Schlafspindeln – spindelförmige Wellenpakete mit Frequenzen von 11–15 Hz, die typischerweise episodisch im ▸ Non-REM-Schlaf, Stadium 2, auftreten, aber auch im Tiefschlaf vorhanden sind. *s. S. 13, 27, 59, 108, 110*

Schlafstadien – Phasen, die über Veränderungen im ▸ EEG, ▸ EOG, ▸ EMG und weiterer Variabeln polysomnographisch bestimmt werden und sich während einer Nacht regelmäßig abwechseln. Man unterscheidet ▸ Non-REM-Schlaf (Stadien 1 bis 4) und ▸ REM-Schlaf. *s. S. 4, 10 ff., 26, 36, 61 f., 64, 71 f., 100, 107*

Spektralanalyse – Methode zur quantitativen Analyse des ▸ EEGs. Dabei wird das EEG-Signal für einen bestimmten Zeitabschnitt mit Hilfe der Fourieranalyse in seine Frequenzkomponenten zerlegt. Leistungsspektren geben Aufschluss über den Anteil der einzelnen Frequenzen am Gesamtsignal. *s. S. 14, 79 ff., 109*

Stimulanzien – Anregende Substanzen wie z.B. Koffein und Amphetamine, die bestimmte Funktionen des Gehirns stimulieren und die Schlafbereitschaft herabsetzen. *s. S. 55 f., 58, 60 f.*

Suprachiasmatischer Nucleus (SCN) – Zweiseitig angeordnete, reiskorngroße Gehirnkerne (d.h. Ansammlung von Nervenzellen) über der Kreuzung der beiden Sehnerven (Chiasma opticum), Sitz der ▸ inneren Uhr. Der SCN besteht aus Tausenden von Nervenzellen, deren zirkadiane Rhythmen durch das Tageslicht, das auf spezielle Rezeptoren in der Netzhaut trifft, täglich synchronisiert werden. Ohne einen solchen äußeren Zeitgeber schwingt der SCN mit einer eigenen Periodik, die etwas von 24 Stunden abweicht. *s. S. 69 f.*

Synapse – Kontaktstelle zwischen Nervenzellen oder zwischen Nervenzelle und Muskelzelle, die der Übertragung von Nervenimpulsen dient. Dabei werden elektrische Signale in chemische Signale umgewandelt. Dies erfolgt durch die Freisetzung von Botenstoffen (Neurotransmitter), die über einen kleinen Zwischenraum (Synapsenspalt) die Information von einer Zelle auf die nächste übertragen. *s. S. 104*

Sympathisches Nervensystem – Teil des vegetativen Nervensystems, der in der Regel antagonistisch zum ▸ parasympathischen Nervensystem wirkt. *s. S. 73*

Theta-Aktivität – ▸ EEG-Aktivität mit einer Frequenz von 4–8 Hz. Im humanen Wach-EEG nimmt sie mit zunehmender Wachzeit zu. *s. S. 28, 35, 85*

Tiefschlaf – Stadien 3 und 4 des ▸ Non-REM-Schlafs. Dabei dominieren ▸ Delta-Wellen das ▸ EEG. Eine Person ist aus dem Tiefschlaf schwer weckbar und ist nach dem Erwachen schlaftrunken und verwirrt. *s. S. 5, 10, 12 ff., 28, 33, 47, 55, 64, 71, 75, 77, 80*

Torpor – Schlafähnlicher Zustand mit erschlaffter Körpermuskulatur, der bei einigen Kleinsäugern in den Wintermonaten auftritt. Die Körpertemperatur sinkt dabei für einige Stunden auf das Niveau der Umgebungstemperatur, um sich dann spontan wieder zu normalisieren. *s. S. 65, 101 ff.*

Trophotrope Vorgänge – durch Aktivierung des ▸ Parasympathischen Nervensystems begünstigt; sie sind charakterisiert durch körperliche Ruhe, Muskelentspannung, verminderte Herz- und Atemtätigkeit sowie durch Verdauung von Nahrung, und dienen der Restitution (Erholung) des Körpers. *s. S. 73*

Vigilanz – auch Wachsamkeit. Zustand der Reaktionsbereitschaft, der von der Müdigkeit und Anspannung des Körpers sowie vom Reizgehalt der Umwelt abhängt. Drei Zustände können unterschieden werden: entspannter Wachzustand, wache Aufmerksamkeit und starke Erregung. *s. S. 42, 50, 86, 99*

Winterruhe – Zustand bestimmter Säugetiere, welche den Großteil der Winterzeit im Schlaf verbringen. Der Energiebedarf wird dabei vermindert; Atmung, Herztätigkeit und Körpertemperatur werden jedoch nicht gesenkt, weshalb die Winterruhe nicht mit dem Winterschlaf gleichzusetzen ist. *s. S. 101*

Zeitfreie Umgebung – Experimenteller Raum, der von Tageslicht und Geräuschen vollständig abgeschirmt ist. Bei Versuchspersonen, die ohne Zeitinformation in einer »zeitfreien« Umgebung leben, kommt es gewöhnlich zu einer allmählichen Verschiebung der ▸ zirkadianen Rhythmik gegenüber dem 24-Stunden-Rhythmus der Umwelt. Die endogene Rhythmik wird freilaufend. *s. S. 19*

Zirkadiane Rhythmik – Ein von der ▸ inneren Uhr gesteuerter Rhythmus von Körpervorgängen, dessen Periode ungefähr einen Tag (circa dies) beträgt. Ohne äußere Zeitgeber kommt es zum freilaufenden zirkadianen Rhythmus. Dieser weicht gewöhnlich von der 24-Stunden-Periodik ab. Beim Menschen beträgt die Periode des zirkadianen Rhythmus im Mittel 24,2 Stunden. *s. S. 17 ff., 24 f., 28, 36, 42, 50 ff., 67 ff., 81 ff., 89, 93*

Literaturhinweise

STANDARDWERKE

Kleitman, N.: Sleep and Wakefulness. Revised and Enlarged Edition, The University of Chicago Press, Chicago (1963). Das Standardwerk der klassischen Schlafforschung.

Kryger, M. H., Roth, T. und Dement, W. C. (Hg.): Principles and Practice of Sleep Medicine. B Saunders; 3rd edition (2000). Übersicht über Grundlagen des Schlafs, Schlafstörungen und deren Behandlung (4. Ausgabe in Vorbereitung).

Rechtschaffen, A. und Kales, A. (Hg.): A manual of standardized terminology, techniques and scoring system for sleep stages of human subjects. National Institutes of Health Publication, Bethesda, Maryland (1968). Ein Manual der klassischen Kriterien der Schlafstadieneinteilung beim Menschen.

KLASSISCHE ARBEITEN IN DER GESCHICHTE DES SCHLAFS

Loomis, A. L., Harvey, E. N. und Hobart, G. A.: Cerebral states during sleep, as studied by human brain potentials. In: Journal of experimental psychology 21 (1937), S. 127–144. Hier werden erste Untersuchungen des Schlaf-EEGs beim Menschen beschrieben.

Blake, H. und Gerard, R. W.: Brain potentials during sleep. In: American Journal of Physiology 119 (1937), S. 692–703. Beschreibung des Zusammenhangs zwischen Schlafintensität und langsamen Wellen.

Aserinsky, E. und Kleitman, N.: Regularly occurring periods of eye motility, and concomitant phenomena, during sleep. In: Science 118 (1953), S. 273–274. Erste Beschreibung des REM-Schlafs beim Menschen.

Dement, W. C. und Kleitman, N.: Cyclic variations in EEG during sleep and their relation to eye movements, body motility, and dreaming. In: Electroencephalography and Clinical Neurophysiology 10 (1957), S. 673–690. Entdeckung der Schlafzyklen.

Stephan, F. und Zucker, I.: Circadian rhythms in drinking behavior and locomotor activity of rats are eliminated by hypothalamic lesions. In: Proceedings of the National Academy of Science, USA 69 (1972), S. 1583–1586. Erste Arbeit zur Lokalisation der »inneren Uhr«.

Aschoff, J. und Wever, R.: Human circadian rhythms: a multioscillatory system. Federation Proceedings 35 (1976), S. 2326–2332. Klassische Arbeit über den zirkadianen Rhythmus beim Menschen.

Jouvet, M.: Le sommeil paradoxal est-il responsable d'une programmation génétique du cerveau? In: Comptes rendus des séances de la Société de Biologie 172 (1978), S. 9–30. Hypothese über die Funktion des REM-Schlafs.

Borbély, A. A.: A two process model of sleep regulation. In: Human Neurobiology 1 (1982), S. 195–204. Ein Modell der Schlafregulation.

ARBEITEN ZU SCHLAFSTÖRUNGEN UND WIRKUNG VON SCHLAFMITTELN

Aeschbach, D.; Dijk, D. J.; Trachsel, L.; Brunner, D. P. und Borbély, A. A.: Dynamics of slow-wave activity and spindle frequency activity in the human sleep EEG: effect of midazolam and zopiclone. Neuropsychopharmacology 11 (1994), S. 237–244. Über die Wirkung von zwei gebräuchlichen Schlafmitteln auf das Schlaf-EEG.

Bassetti, C.; Gugger, M.; Bischof, M.; Mathis, J.; Sturzenegger, C.; Werth, E.; Radanov, B.; Ripley, B.; Nishino, S.; Mignot, E.: The narcoleptic borderland: a multimodal diagnostic approach including cerebrospinal fluid levels of hypocretin-1 (orexin A). Sleep Medicine 4 (2003) S. 7–12. Narkolepsie und Hypocretin (Orexin).

Giedke, H. und Schwärzler, F.: Therapeutic use of sleep deprivation in depression. In: Sleep Medicine Reviews 6 (2002), S. 361–377. Übersichtsarbeit über die Schlafentzugstherapie bei Depressionen.

Harvey, A. G. und Tang, N. K.: Cognitive behaviour therapy for primary insomnia: can we rest yet? In: Sleep Medicine Reviews 7 (2003), S. 237–262. Übersichtsarbeit über die Verhaltenstherapie der Insomnie.

Landolt, H. P. und Borbély, A. A.: Alcohol and sleep disorders. In: Therapeutische Umschau 57 (2000), S. 241–245. Zum Einfluss von Alkohol auf den Schlaf.

Bloch, K. E. und Russi, E.W.: Indications in sleep-apnea syndrome. When and why is further assessment meaningful? In: Schweizerische Rundschau für Medizin Praxis 86 (1997), S. 437–41.

ARBEITEN ZUM SCHLAF IN VERSCHIEDENEN LEBENSABSCHNITTEN

Basler, K.; Largo, R. H. und Molinari, L.: Die Entwicklung des Schlafverhaltens in den ersten fünf Lebensjahren. In: Helvetica paediatrica Acta 35 (1980), S. 211–223. Schlaf und Schlaf-EEG beim Kind.

Jenni, O. G.; Borbély, A. A. und Achermann, P.: Development of the nocturnal sleep electroencephalogram in human infants. In: American Journal of Physiology. Regulatory, Integrative and Comparative Physiology 268 (2004), S. R528–R538. Zur Entwicklung der Schlafstadien und des Schlaf-EEGs bei Kindern.

Roffwarg, H. P.; Muzio, J. N. und Dement, W. C.: Ontogenetic development of the human sleep-dream cycle. In: Science 152 (1966), S. 604–619. Über die Verteilung der Schlafstadien in verschiedenen Lebensaltern.

Strauch, I.: Träume im Übergang von der Kindheit ins Jugendalter. Huber Verlag Bern (2003). Ein neues Buch der bekannten Traumforscherin.

ARBEITEN ZUM SCHLAF VON TIEREN

Borbély, A. A.; Tobler, I. und Hanagasioglu, M.: Effect of sleep deprivation on sleep and EEG power spectra in the rat. In: Behavioural Brain Research 14 (1984), S. 171–182. Schlafstadien und Schlaf-EEG der Ratte.

Daan, S.; Barnes, B. M. und Strijkstra, A. M.: Warming up for sleep? - ground squirrels sleep during arousal from hibernation. In: Neuroscience Letters 128 (1991), S. 265–268. Über den Zweck von euthermen Phasen beim Erdhörnchen.

Deboer, T. und Tobler, I.: Natural hypothermia and sleep deprivation - common effects on recovery sleep in the Djungarian hamster. In: American Journal of Physiology 40 (1996), S. R1364–R1371. Über Schlafentzug und Tagestorpor beim Djungarischen Hamster.

Huber, R.; Hill, S.; Holladay, C.; Biesiadecki, M.; Tononi, G. und Cirelli, C.: Sleep Homeostasis in Drosophila Melanogaster. In: Sleep 27 (2004), S. 628–639. Neue Übersicht über den Schlaf von Fliegen.

Mukhametov, L. M.: Sleep in marine mammals. In: Experimental Brain Research Suppl. 8 (1984), S. 272–284. Über den Schlaf von Meeressäugern.

Shaw, P. J.; Cirelli, C.; Greenspan, R. J. und Tononi, G.: Correlates of sleep and waking in Drosophila melanogaster. In: Science 287 (2000), S. 1834–1837. Über den Schlaf der Fruchtfliege.

Tobler, I. und Neuner-Jehle, M.: 24-h variation of vigilance in the cockroach Blaberus giganteus. In: Journal of Sleep Research 1 (1992), S. 231–239. Hier wird der schlafähnliche Zustand der Küchenschabe beschrieben.

Tobler, I.; Borbély, A. A. und Groos, G.: The effect of sleep deprivation on sleep in rats with suprachiasmatic lesions. In: Neuroscience Letters 42 (1983), S. 49–54. Zur Schlafregulation nach Ausschaltung der »inneren Uhr«.

Literaturhinweise

Vyazovskiy, V.; Borbély, A. A. und Tobler I.: Unilateral vibrissae stimulation during waking induces interhemispheric EEG asymmetry during subsequent sleep in the rat. In: Journal of Sleep Research 9 (2000), S. 367–71. Über lokalen Schlaf bei der Ratte.

MODERNE SCHLAFFORSCHUNG

Achermann, P. und Borbély, A. A.: Simulation of human sleep: ultradian dynamics of EEG slow-wave activity. In: Journal of Biological Rhythms 5 (1990), S. 141–157. Ein Modell der Schlafregulation.

Aeschbach, D.; Cajochen, C.; Landolt, H. und Borbély, A. A.: Homeostatic sleep regulation in habitual short sleepers and long sleepers. In: American Journal of Physiology 270 (1996), S. R41–53.

Daan, S.; Beersma, D. G. und Borbély, A. A.: Timing of human sleep: recovery process gated by a circadian pacemaker. In: American Journal of Physiology 246 (1984), S. R161–183.

Dijk, D. J. und Czeisler, C. A.: Contribution of the circadian pacemaker and the sleep homeostat to sleep propensity, sleep structure, electroencephalographic slow waves, and sleep spindle activity in humans. In: Journal of Neuroscience 15 (1995), S. 3526–3538. Über die Aufteilung des Schlafs in eine schlafabhängige und zirkadiane Komponente.

Kattler, H.; Dijk, D. J. und Borbély, A. A.: Effect of unilateral somatosensory stimulation prior to sleep on the sleep EEG in humans. In: Journal of Sleep Research 3 (1994), S. 159–164. über den lokalen Schlaf.

Maquet, P.: Functional neuroimaging of normal human sleep by positron emission tomography. In: Journal of Sleep Research 9 (2000), S. 207–231. Zur Methode der spektralen Kartographie.

Herzlich danke ich Frau Dr. Sonja Negovetic für die wertvolle konzeptuelle Mitarbeit sowie für die Hilfe bei der Auswahl und Erstellung der Abbildungen. Frau Esther Borbély schulde ich herzlichen Dank für die sorgfältige Durchsicht und Korrektur des Textes.